活化自癒力
的脊骨神經醫學

[讓神經暢通，改善身體、生理、
情緒健康，提升代謝，恢復體態！]

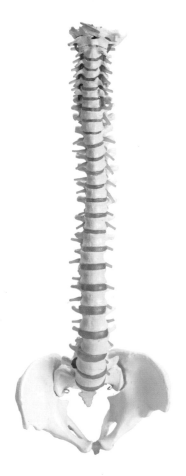

美國脊骨神經醫學博士
李啟銓 —— 著

檢視你的脊椎是否健康？

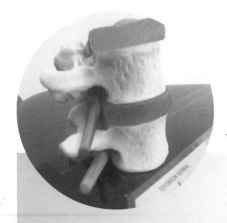

◀ 健康正常的脊椎

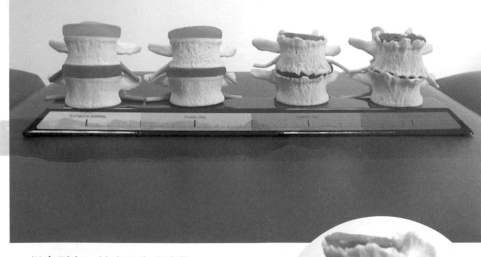

▲ 從左到右，健康正常的脊椎漸漸變形退化，長出骨刺，椎間盤突出，壓迫神經。

骨刺

神經受壓迫

椎間盤突出

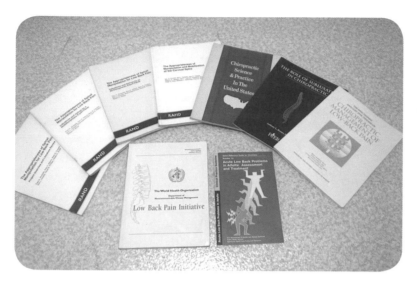

▲ 世界衛生組織（WHO）與歐美國家衛生署及醫界在對脊骨神經醫學進行大規模研究，並證實其效益與安全性後所出版的研究報告。

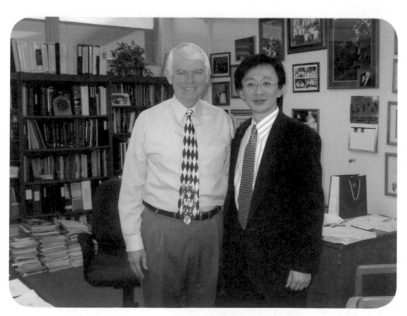

▲ 李博士與 Reed Phillips 校長於美國洛杉磯合影。

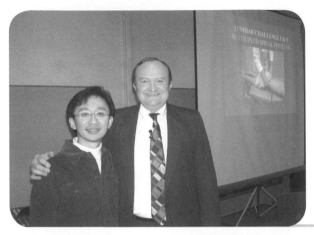

◀ 李博士與醫界泰斗 Dr. Walter Schmitt, DC 在洛杉磯舉辦的醫學研討會中留影。Dr. Walter Schmitt 是肌肉動力學的原創人之一，也是著名的醫學研究者與作家。

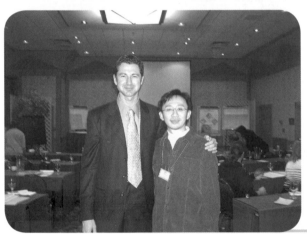

◀ 李博士與好友 Dr. Daniel Monti, MD 在聖地牙哥舉辦的潛意識清理療法研討會中留影。Dr. Monti 是美國衛生總署（NIH）人類行為與心理學的專家，現任美國 Jefferson 醫學院另類醫學系主任。他所做的科學研究證實潛意識清理療法能有效降低心理壓力以及提升免疫力。

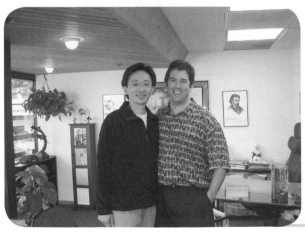

◀ 李博士與 Health Dynamics Health Center 院長 Dr. Howard Cohn, DC 在美國南加州的診所留影。

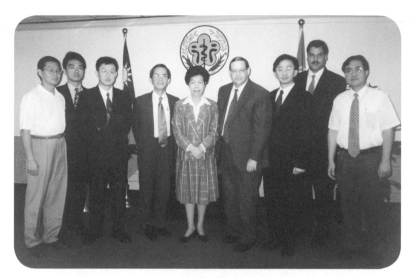

▲ 1997 年李博士（右3）與佛羅里達州立脊骨神經醫學院 Alan Adams 校長（右4）、謝章優醫師（左4）一同拜會時任衛生署署長張博雅女士。

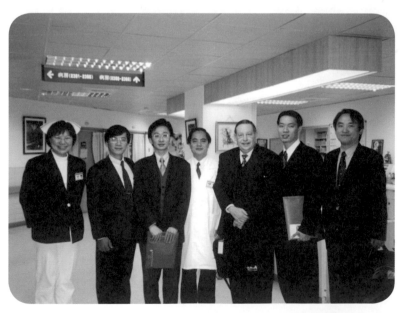

▲ 李博士（左3）與 Alan Adams 校長（右3）、謝章優醫師（左2）拜訪花蓮慈濟醫院。中立者為林欣榮院長。

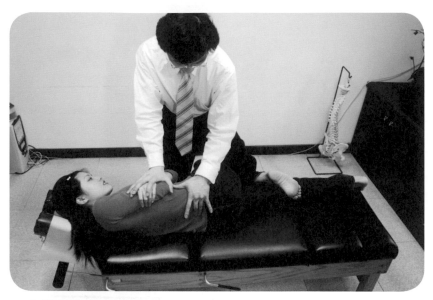

▲ 李博士進行腰椎矯正。

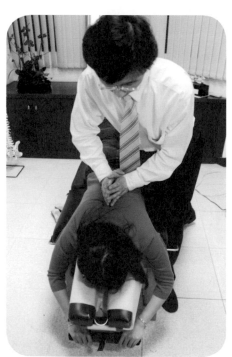

◀ 李博士進行背脊矯正。

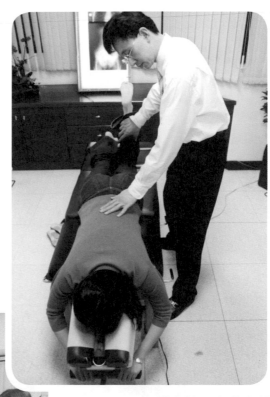

▲ 李博士以肌肉動力學
測試生理機能。

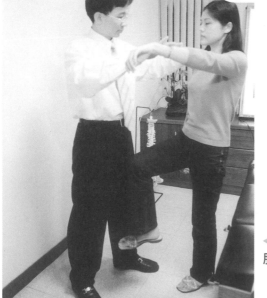

◀ 李博士正在應用
肌肉動力學來了解病情。

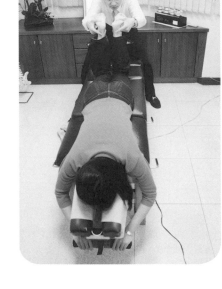

◀ 李博士進行長短腳測驗。

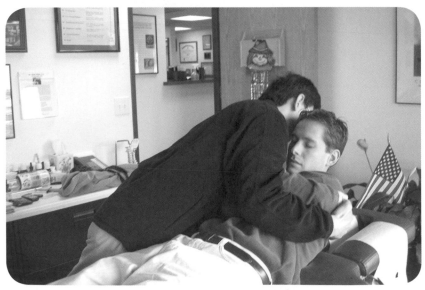

▲ 李博士在美國的診所為患者進行徒手療法來改善脊椎功能。

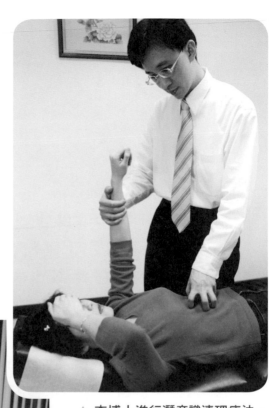

▲ 李博士進行潛意識清理療法。

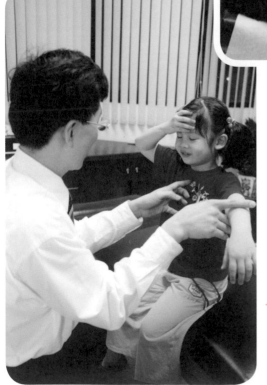

◀ 李博士進行能量療法。

目錄
CONTENTS

排除
化學障礙

排除
結構障礙

排除
情緒障礙

PART 1 　概述篇

PART 2 個案篇

PART 3 觀念篇

PART 4 學理篇

常見Q&A 脊骨神經醫學

拾回健康的主控權

Reed Phillips, D.C., Ph.D.
（美國洛杉磯脊骨神經醫學院校長）

　　每年有成千上萬的新書出版，但對於描述脊骨神經醫學的著作卻相當罕見。脊骨神經醫學雖然被公認為美式治療，但其部份的醫療方式可於古文明國家如中國和希臘的醫學中發現相似之處。脊骨神經醫學即是綜合傳統的醫療技術和現今的科學新知，應用營養、人體工學、生活作息調節、運動以及關節矯正技術來提供一個保守的治療方式。

　　一位脊骨神經醫師的養成必須包括完整的基礎醫學與臨床醫學。只有具備這樣的水準，才能提供病患安全和準確的診斷與治療，並且幫助患者改善身體機能與拾回健康的主控權。

　　李醫師的這本新書將是對這社會的一大貢獻。從現在起讀者將能更了解脊骨神經醫學及其功效。在此，對於那些想將健康掌握在自己手中的人，我強力向您們推薦李醫師的這本著作。

功在人類醫學史

謝章優
（美國洛杉磯脊骨神經醫學院兼任教授）

　　「脊骨神經醫學」（chiropractic）一百多年來風行美國、加拿大、英國……等等歐美國家，對人類醫學史上有著不可磨滅的功勞。過去百年來，由於各種因素，人類對於脊骨神經醫學總覺得有點神秘，乃是因為無法了解為什麼它有效？譬如史上第一位接受脊椎矯正的病患，由於頸部受傷失去聽覺，經過脊骨神經醫學的始祖D.D. Palmer 矯正頸椎之後，聽覺就恢復了！

　　過去醫學因為不夠發達，因此總覺得這門醫學有些神秘，但隨著醫學的逐漸進步，如今這些神秘的面紗逐漸被科學家們揭開了！按照目前的醫學研究，綜合大量的研究報告，有了「脊椎矯正或調整，對於急、慢性腰痛及頸痛，以及脊椎性頭痛有肯定的效果」的結論，相信未來更多的研究將提供更多脊椎調整及矯正對其他疾病的功效證實。

　　雖然脊骨神經醫學發源於美國，如今全球五大洲都有它的存在。世界脊醫聯盟（World Federation of Chiropractic）由世界各脊醫組織聯合組成，目前是世界衛生組織（WHO）承認的非政府組織（NGO）。由李啟銓博士領導的台灣凱羅健康協會（Taiwan Chiropractic Association ）乃是世界脊醫聯盟承認的唯一台灣脊醫組織，多年前世界脊醫聯盟亦曾為協助台灣進入 WHO 而做出努力。

由於熱愛台灣，李博士毅然結束他在美國加州的業務，全力投入脊骨神經醫學在台灣的發展。雖然困難重重，但由於他不屈不撓的精神，無視於各種困難，他所領導的台灣脊醫團體在經過多年的努力，終於在二〇〇四年的五月十九日為內政部正式認定，如此脊骨神經醫學的發展在台灣歷史又進入另一個里程碑。

　　本人與李博士相識多年，李博士求學時我正於洛杉磯脊骨神經醫學院從事教職，擔任專任臨床研究副教授。如今事隔多年，看到他如此為台灣貢獻，深感敬佩！更難得的是他在百忙之中，為廣大台灣人民提供更多的資訊，相信以他多年的經驗，這本書將帶給您對脊骨神經醫學更多更深入的認知。

「身心一體」療法

金惟純
《商業周刊》創辦人

　　認識李啟銓醫師，是透過朋友的介紹，朋友形容李醫師的調理手法「聞所未聞」，效果神奇。

　　我個人三十餘歲時，曾因脊椎出狀況，在美國定期看過脊椎神經醫師，因此略知一二。但接觸李醫師後，卻發現他除了傳統脊療手法外，又加了不少「新料」。經他解釋「結構、化學、情緒」健康三大連環後，我依個人體驗，深信不疑，並且慶幸西方醫學終於理解並發展出身心一體的療法。

　　知道李醫師終於決定將他的醫療新觀念及寶貴的行醫經驗寫書出版，我非常高興，等不及想做第一號讀者。聽說寫序可享出版前閱讀的特權，乃樂於為之。

金惟純

啟動人體本身的自癒能力

江淑卿
前《人間福報》醫藥版主編

　　我出生在醫家，生病了，吃藥、打針是「自然」的事；直到十幾年前遇見李啟銓醫師，才完全改變我的觀念。記得以往每到冬天，腰椎總會莫名的劇痛，且左腕關節也會出現囊腫及疼痛的情形。雖曾到醫院做過檢查，但除了服用止痛劑，別無他法。

　　當年任職於佛光山普門雜誌社，剛好社內有多位同事是李醫師的病人，她們不忍見我老是吞藥，就建議我去就診。坦白說，雖然從這些同事身上，「見證」到明顯的改變 —— 有同事因進行飲食療法而減肥成功；有人經提升免疫力後，經年累月不斷的感冒不藥而癒；也有因腰痠背痛接受治療而改善者更不在少數。

　　但由於父親是位外科醫師，自幼耳濡目染，除了中醫，我很難相信還有另一種醫療的存在，更何況是不用藥物或手術。不過，最後在「鐵齒」不敵疼痛下，還是抱著姑且一試的心態，前往一會大家口中的「神醫」（*神奇的醫師*）。

　　由於治療原理特殊，許多人第一次接觸李啟銓醫師的手法都有著一種新鮮感。而且在整個調理過程，他總是不厭其煩、如傳教師般地傳達健康的觀念及脊醫的理念；甚至像個老友般，當你在沮喪、低潮時，他會為你加油、打氣，並運用潛意識清理療法，為你平衡負面情緒。就這樣，我的疼痛及疑惑，也在不知不覺中消失。

日後，不但持續透過脊醫為自己的健康做保養，更因於二〇〇〇年轉任《人間福報》擔任醫藥版主編的因緣，得以邀請李醫師每月固定為本版撰寫「健康家族」專欄，讓這樣一個健康自然的療法，能廣為大眾所知，造福更多病苦之人。

　　佛法常言，眾生的病苦除了身體器官的疾病外，心理的貪瞋癡等無明也是病。身為一位醫師，在面對病人時，是要身心靈同時看顧；就像脊醫所強調的「結構、化學（生化）、情緒」健康三大連環一樣，缺一不可。

　　在緣起緣滅的世間，生老病死是不可避免的現象，但唯有健康的身心，才能讓生命的歷程，保有高度的品質。我相信脊醫可以站在預防醫學的立場，幫助人們防範疾病於未然，甚至是啟動人體本來具足的自癒能力，修復身心靈的損傷。

　　我衷心期盼在不久的將來，這樣一個自然健康的療法，能普遍在台灣流行，嘉惠更多病人，讓人人享有健康，而不再被藥物、疾病所宰制。

從脊椎，找回生命春天

李啓銓

作為一個行醫十多年的美國脊骨神經醫學醫生，我看待人類健康的角度，是從脊椎開始。因為世界上最神奇的力量之一，是人體的自癒力，而其關鍵就在脊椎。

既然身體有自癒力，為何有人會久病不癒呢？脊骨神經醫學將影響健康的因素，歸納為結構、化學、情緒三種。而結構（**人身上摸得到的實體**）即以脊椎為首要。當脊椎關節錯位，包覆其中的中樞神經系統隨之運作失調，訊息傳遞的功能就被干擾了。中樞神經系統無法正確接收從生病部位回傳的訊息，也無法傳遞支配身體各器官的指令，於是造成自癒力無法準確地復原我們的身體。

如果將錯位的關節予以歸位，復原其活動性，減少對肌肉、韌帶及神經的刺激，並改善內臟的能量和新陳代謝，同時清除心理累積的情緒包袱之後，自癒力就能發揮它「萬能醫生」的最高效率，療癒疾病。

運用這個原理，筆者幫助了不少患有所謂不明原因的疑難毛病或各種症狀的民眾重拾健康，並使生命更加燦爛。從脊椎，我們的確可以尋回生命的春天。

美國發明家湯姆士・愛迪生在 200 年前就已預言：「**未來的醫生不再給予藥物，反將重點放在照顧病患的骨架結構、飲食、以**

及疾病成因與預防上。」已有百年歷史的脊骨神經醫學，正是體現了這樣的觀點。

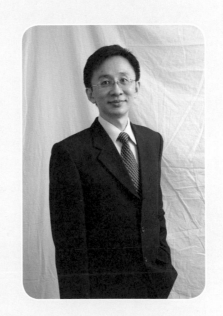

現今世界較先進的國家，均明顯朝向自然全人的醫療理念發展，這不僅是民眾的訴求，還擁有突破多種病症的方法。以美國為例，已有超過一半的醫學院都設有這方面的替代醫學。在台灣，國人對中西醫學均有基礎的認知，然而，當面臨中西醫學幫助有限的疾病時，脊骨神經醫學獨特的理論與治療方式，時常能提供新的醫療契機。甚至，在某些健康問題的治療上，脊骨神經醫學更扮演首選或與中西醫學互補的角色。

過去數年來，筆者曾於台灣、美國的報紙雜誌開闢專欄，撰寫有關脊骨神經醫學的文章，讓這一個自然健康的療法，能廣為大眾所知。不少讀者回應，覺得從文章中彷彿看到自己的健康問題，透過閱讀，更能對多年疾病的成因及疑慮有了較具體的解答，找到治療方向。

作為醫生，提昇大眾健康是天賦職責，於筆者而言，診療是盡此天職的本分，寫作也是。無論用以提供讀者醫療專業資訊，或作為 DIY 生活保健，都是筆者為文時內心的期待。健康的極致境界，是讓人的生命更臻高度，此書的出版，我對所有讀者都帶著這樣深切的祝福。

人體脊骨構造圖

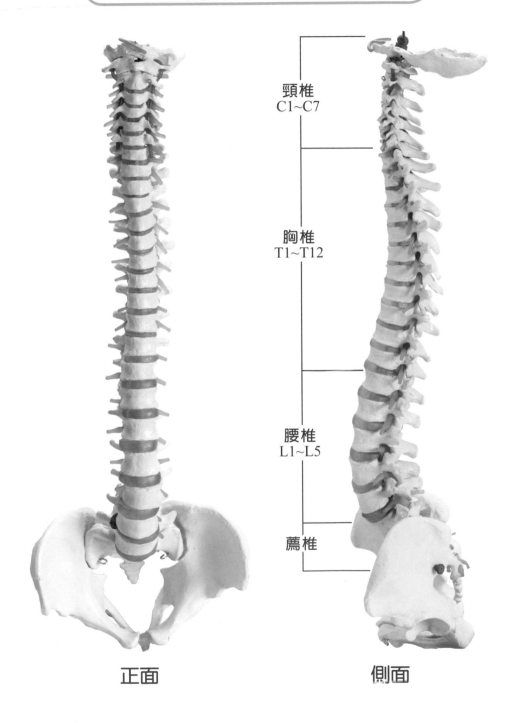

頸椎
C1~C7

胸椎
T1~T12

腰椎
L1~L5

薦椎

正面　　　　　　側面

脊椎神經相關症狀對照表（圖片比對本書P.23）

• 頸椎

脊椎名稱	供應部位	脊椎神經相關症狀
C1 第一節頸椎神經	頭部血液循環、腦下垂體、頭皮、臉、眼睛、鼻、喉嚨、交感神經系統	頭痛、頭皮痛、失眠、頭暈、神志不清、高血壓、偏頭痛、發燒、眼疾、記憶減退
C2 第二節頸椎神經	耳、鼻、喉嚨、舌、聲帶	鼻竇炎、過敏、眼疾、耳聾、扁桃腺炎、腮腺炎、失聲
C3 第三節頸椎神經	咽喉、臉頰、肩膀、交感神經、橫隔膜神經	咽喉炎、肩膀痠痛、交感神經亢奮、呼吸困難
C4 第四節頸椎神經	頭部肌肉	頭部肌肉痛、肩痛、臉部血管壓迫
C5 第五節頸椎神經	食道、氣管、手肘、聲帶	氣管炎、手肘痛、咽喉炎痛
C6 第六節頸椎神經	甲狀腺、副甲狀腺、手腕、頸部肌肉、扁桃腺	甲狀腺炎、副甲狀腺炎、手腕痛、斜頸、扁桃腺炎
C7 第七節頸椎神經	大拇指、甲狀腺	富貴手、甲狀腺炎

• 胸椎

脊椎名稱	供應部位	脊椎神經相關症狀
T1 第一節胸椎神經	心臟、食道、氣管、手指、手腕	心臟病、支氣管性氣喘、咳嗽、呼吸不正常
T2 第二節胸椎神經	心臟、食道、氣管	心臟病、心肌痛、食道炎、心瓣膜炎
T3 第三節胸椎神經	肺、食道、支氣管	支氣管炎、肺炎、食道炎、肋膜炎
T4 第四節胸椎神經	肺、支氣管、食道、胸腔、膽囊	肺炎、肋膜炎、胸痛、乳房炎、膽囊炎
T5 第五節胸椎神經	肝、脾、胃	肺炎、膽囊炎、脾腫、胃炎
T6 第六節胸椎神經	胰、胃、膽	胃炎、胰臟炎、膽囊炎、胃潰瘍、消化不良
T7 第七節胸椎神經	胃、十二指腸、胰島腺	胃炎、十二指腸炎、糖尿病
T8 第八節胸椎神經	脾、橫隔膜	身體抵抗力減弱、呼吸困難
T9 第九節胸椎神經	腎上腺	腎上腺炎、過敏症
T10 第十節胸椎神經	腎臟	腎臟炎、血管硬化
T11 第十一節胸椎神經	腎、輸尿管	皮膚病、濕疹
T12 第十二節胸椎神經	小腸、上／下背部	風濕病、胃脹痛

脊椎神經相關症狀對照表 （圖片比對本書P.23）

• 腰椎

脊椎名稱	供應部位	脊椎神經相關症狀
L1 第一節腰椎神經	輸尿管、股四頭肌、大腿前側、大腸	輸尿管炎、大腿痛、尿床、便秘、腹瀉
L2 第二節腰椎神經	卵巢、輸卵管、盲腸	卵巢炎、盲腸炎
L3 第三節腰椎神經	膀胱、子宮、大腿外側、生殖器官	膀胱炎、子宮肌瘤、膝痛、月經不順
L4 第四節腰椎神經	攝護腺、腰部肌肉、坐骨神經	腰痛、坐骨神經痛、攝護腺炎、排尿不順
L5 第五節腰椎神經	足、直腸、膀胱、子宮	痔瘡、坐骨神經痛、膀胱炎、小腿痛、腳裸痛、腳冰冷

• 薦骨&尾椎

脊椎名稱	供應部位	脊椎神經相關症狀
薦骨神經	直腸、髖關節、大腿後側、攝護腺、生殖器	攝護腺炎、髖關節炎、性功能障礙
尾椎神經	直腸、尾椎、肛門	痔瘡、尾椎痛、直腸炎

PART

1

概述篇

治標與治本一併掌握，
百年風華的脊骨神經醫學，
超越了「不舒服的症狀消失了，
就是病好了」的慣性思維，
開展了對健康的嶄新追求。

一門又老又新的醫學

從十九世紀綿延到二十一世紀，百年風華的脊骨神經醫學，在台灣嶄新著陸，舖陳的是一個更深層看待人體的視線，穿越過症狀的表面，去探討疾病發生的原因。健康，真正要解決的是病因，不只是病症。

病了，幾乎每個人都曾經歷，或大或小不同而已；好了，也是大部分病人將會擁有，或快或慢罷了。病了，似乎沒得商量；但好了，卻可以有所選擇。我們要的是怎樣的「好了」？什麼是「好了」？是症狀消失，還是病因解除了？

長久以來，人們對身體健康的觀點，經常設定在一個表面標準：原本會痛的、痠的、麻刺的、腫脹的、不舒服的，當這些症狀消失了，就是病好了。

這樣的慣性思維，侷限了我們對健康的追求。

✳ 誰在主掌健康的大局？

也許有人會覺得，「健康」是一種抽象狀態，什麼才是更高的理想？其實，若能轉換一個全新的觀點，將眼光回溯到人體運作最根本的架構上，便可以清晰地看見，坐鎮其中**主掌健康大局者，正是與「脊骨神經系統」息息相關**。

這個結論，在十九世紀就已出現。它之所以能從醫療方法的眾多派系中脫穎而出，是因為脊骨神經醫學認為，人體一切器官

及肌肉組織，皆由脊椎神經所控制，**很多功能性疾病的發生，是由於身體脊椎、骨節、神經及肌腱系統的運作不平衡所致**。這樣的理念，在西元一八九五年，由 Dr. D. D. Palmer 創始於美國，歷經百餘年來豐富的探討與研究，形成了現今的「脊骨神經醫學」（Chiropractic），發展蓬勃並風行世界各國，而今，已引進台灣。

美國是最早立法承認脊骨神經科的國家。西元一九八○年，美國醫師學會在芝加哥舉行年會，公開承認脊骨神經科的醫療價值和合法地位，其科學性及系統之診斷，已被醫學界所認可與普遍接受。如今**美國醫學界的七大醫師體系中，脊骨神經科已躍居第二大科**，醫師人數僅次於西醫。

隨著世界趨勢，繼美國之後立法其為合法醫療行為的，有加拿大、澳洲、英國、紐西蘭、南非、瑞典、日本、菲律賓⋯⋯等八十二國。而在台灣、韓國、希臘等十多國，也均有此科醫生自歐美留學歸國服務病患。**脊骨神經科的醫療遍佈全球九十多個國家**，可見此科的普及性和被需求性。

✴ 百年風華新醫學

從十九世紀綿延到二十一世紀，百年風華的脊骨神經醫學，在台灣嶄新著陸，舖陳的是一個更深層看待人體的視線，穿越過症狀的表面，去探討疾病發生的原因。**健康，真正要解決的是病因，不只是病症**。

舉例而言，譬如膝蓋痠痛，發生的原因可能是關節錯位，於是造成軟組織刺激，周遭的肌肉、韌帶、軟骨、椎間盤連帶受到影

響，血液循環和淋巴系統隨之而阻滯不通，甚至壓迫或干擾神經的運作，痠痛的症狀就出現了。

發生症狀，是身體一種求救的訊號燈，如果，用止痛藥或肌肉鬆弛劑等類化學成分讓症狀消失，等於是把訊號燈罩住。表面上的感覺是舒服了，但內在的原因並沒有解決，還在裡面繼續運作。日後還是會復發，可能會形成關節的逐漸磨損、破壞，以至於關節退化了，時間拖久，反而問題更大。

脊骨神經醫學的方法是，把關節錯位矯正回復，原因解除了，身體自然不會再發出不舒服的訊號，症狀當然也就消失了。「治標」與「治本」一併掌握，在這門又老又新的醫學裡，是其看待人類健康的百年思索。

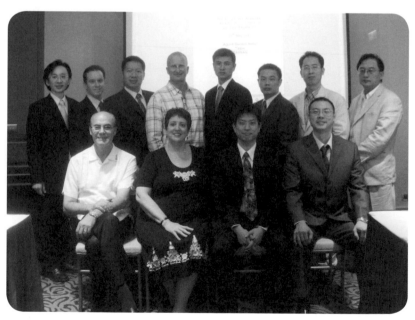

▲ 2012 年在台北舉行亞太脊骨神經醫師學會年度會議。

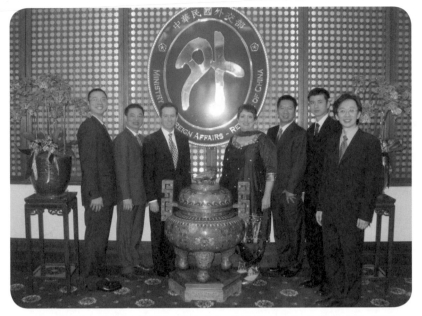

▲ 2012 年亞太脊骨神經醫師學會多年來協助台灣加入世界衛生組織，在台灣外交部留影。

架構健康的三大連環

結構、化學、情緒，連環組構了人體的健康，也唯有在這三者平衡的身心情況下，內在潛藏的美好力量，才得以淋漓盡致地發揮，一切自我的成就、生命的價值，才能真正的享有。

圓滿的健康是所有人們的嚮往，但究竟是什麼原由，使得人體的健康有了缺漏而趨向疾病呢？

是身體組織結構的變化嗎？顯然不只如此。那麼再加上人體化學運作的影響？也還不足以概括。除此二者之外，另一個重要的環節，就是心理情緒的互動。綜言之，**人體唯有在結構、化學（生化）、情緒這三項機能上，達到平衡的狀態，健康的磐石才能真正穩固。**

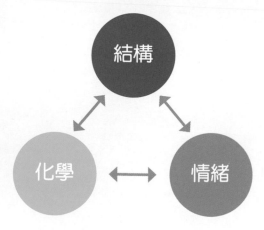

結構、化學、情緒，這健康的三大連環，環環相扣，層層互動，完整地架構出健康的全面，從這個觀點來看待人體，我們將會對健康有一個更具體的視野。

1.結構

　　結構指的是人身上摸得到的實體，例如脊椎、關節、韌帶、肌肉、骨骼等等，其中尤以脊椎為首要。脊椎除了支撐人體的重量，包覆在其中的中樞神經系統更是控制著全身的機能，如果**脊骨發生偏移，神經系統也就隨之運作失調，影響所及，內臟功能、腺體分泌都會受到干擾**。人體中原本合作無間的精密體系出現了漏洞，環環互動之下，負面作用相乘相因，於是，活動力降低了，血液循環也變差了，體質虛化，抵抗力減弱，疾病就開始產生了。

　　骨刺的形成即是一例。當脊椎有所偏移或錯位，不僅會造成力矩變化，加重關節的負擔而引起疼痛或容易受傷，而且在結構失衡之下，關節承受壓力不均，受力大之處會吸收多量的鈣質，連帶影響到附近的軟組織纖維也被鈣化，骨刺於焉形成。

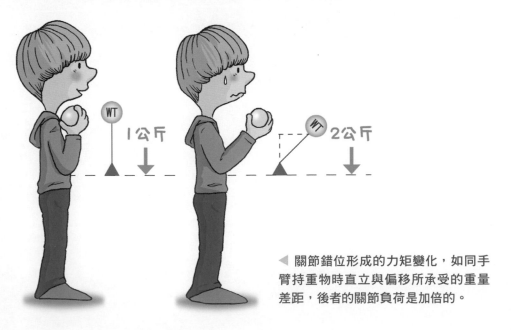

◀ 關節錯位形成的力矩變化，如同手臂持重物時直立與偏移所承受的重量差距，後者的關節負荷是加倍的。

〔結構、化學與情緒〕架構健康的三大連環

33

因此，骨刺是結果，而不是源頭，它的源頭是脊椎錯位，追本溯源的療癒之方，是將關節矯正歸位，平衡失調的結構，並非單單開刀把骨刺取出就算解決，若不去探討成因，問題依然存在並未徹底根除。這也說明了為何多數患者在接受骨刺移除手術後五年，又發現骨刺長回來了，原因就在於忽略了將錯位的骨關節矯正所致。

　　有些人容易產生結構錯位的現象，其實，凡是會動的物體在使用一段時間後，都有可能偏離原位，例如洗衣機經常震動移位，例如車子需要定期作前輪定位，都是同一個道理。**人體因為姿態不正、運動傷害、車禍、摔跤、扭傷，都會造成結構偏離，甚至連情緒的起伏、內臟的狀況，也都會牽動肌肉的鬆緊度，進而影響到關節的位置。**如果這些問題由來已久，病史很長，那就需要較多的矯正治療；而如果是近期才發生，也許只需一次的治療，很快就可獲得解決。

脊椎神經控制肌肉的運作

由感覺神經將環境訊息傳遞至
中樞神經（如藍線所標示）。

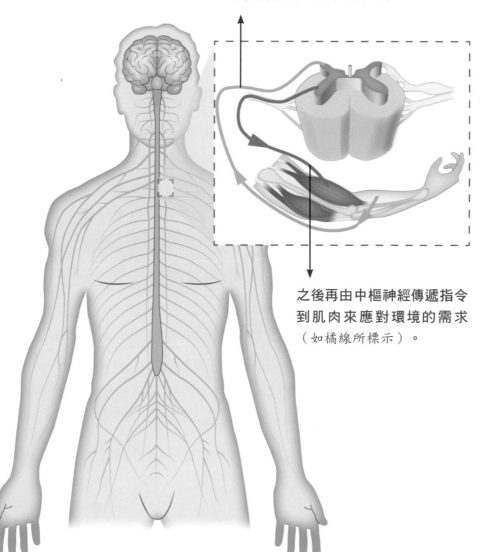

之後再由中樞神經傳遞指令
到肌肉來應對環境的需求
（如橘線所標示）。

2.化學

　　水分、養分、荷爾蒙、酵素，這些身體的化學物質，不眠不休地二十四小時運作，居中統攝整個化學工程的，就是內臟。而內臟之所以能夠合作無間，來自於神經系統的號令指揮。

　　除了營養、運動、生活作息的調整，**脊骨神經醫學用以改善內臟機能的重要方法是「能量療法」**（詳見本書 P.246）。凡是物體，就有能量，人體的每一個臟器，都有一個聯結的反應點存在於人體表面，它可以被視為是一個穴道、一個反射區或是一種綜合性的系統。

　　脊骨神經科醫師在經過專業的訓練養成後，可以藉由患者這些反射區的能量反應，而準確地分析判斷其身體狀態。雖然能量是肉眼所看不到的，但看不到並不代表它不存在。猶如肉眼看不到空氣，但是當一道陽光投射進來時，空氣中的種種懸浮便明顯可見了。同理，空中也明明有電波在流動，我們卻感覺不出來，可是只要拿一根天線，就可以接收到，打開收音機調準頻率，收聽節目輕而易舉。

　　從一束光線的角度解析，人眼就可以看見空氣；或者是由一根天線的角度去接收，人們就可以具體地掌握電波。脊骨神經科醫師經過專業訓練之後，自然也就具備了科學的素養，能從不一樣的角度去發現病因，幫助人們解決健康的問題。

　　「肌肉動力學」（詳見本書 P.244）**是脊骨神經科醫師在檢測患者症狀時，最具特色的生理測試方法之一**。它的基本原理，在於運用肌肉和神經系統的關係來查驗身體的運作狀況。內臟、肌肉、血液循環、感覺、思想……等，都是經由神經系統在傳遞，因此，透

人體神經對應內臟圖

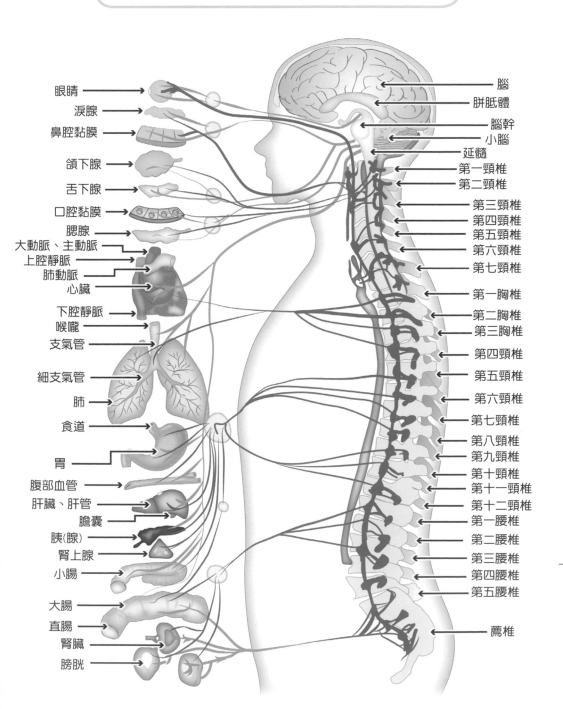

眼睛
淚腺
鼻腔黏膜
頷下腺
舌下腺
口腔黏膜
腮腺
大動脈、主動脈
上腔靜脈
肺動脈
心臟
下腔靜脈
喉嚨
支氣管
細支氣管
肺
食道
胃
腹部血管
肝臟、肝管
膽囊
胰(腺)
腎上腺
小腸
大腸
直腸
腎臟
膀胱

腦
胼胝體
腦幹
小腦
延髓
第一頸椎
第二頸椎
第三頸椎
第四頸椎
第五頸椎
第六頸椎
第七頸椎
第一胸椎
第二胸椎
第三胸椎
第四頸椎
第五頸椎
第六頸椎
第七頸椎
第八頸椎
第九頸椎
第十頸椎
第十一頸椎
第十二頸椎
第一腰椎
第二腰椎
第三腰椎
第四腰椎
第五腰椎
薦椎

〔結構、化學與情緒〕架構健康的三大連環

過神經系統來檢索，一定可以很豐富地測知身體內的種種訊息，並且敏銳而準確。即使症狀還不明顯時，也一樣可以達成任務，因為**神經系統是最細膩的細胞，它的敏銳度允許我們提早發覺身體的微小變化。**

有力的肌肉是健康的指標，受測者的一隻手伸舉在空中，可以穩穩撐住醫師所施加的測試力時，表示其中有足夠的電流量通過神經，使肌肉有力。但如果反應到的是一個有問題的部位，它會造成較少的電流量傳送於受測的肌肉神經，導致肌肉纖維收縮比較有限，雖然手還是舉得起來，但是力道降低了，醫生很容易由此而發現到它的弱處。從這個反射區的肌肉反應，醫師感受到它的變化，就可以反推出患者身體的某一個地方出現問題。

3.情緒

情緒是造成身體出狀況很重要的因素。抽象的情緒，確實會產生具體的影響，例如一個人緊張時，手腳會抖顫，肌肉會收縮。如果情緒長年累月地存在，肌肉牽動關節，連鎖反應影響到內臟器官，病因就造成了。

更嚴重的是，未加紓解的情緒壓抑在身體內，可以記憶在臟器組織的任何一個地方，中醫就有一套學理根據，「喜」傷心，「怒」傷肝，「悲」傷肺，「憂」傷胃，國外也有這樣的觀察研究和確認。

「一朝被蛇咬，十年怕草繩」，就是一種情緒記憶的反應。情緒就像一幅拼圖，只要其中的一小片景象出現，潛意識就能完整重現全幅的原圖，於是，當時的痛苦、曾有的記憶，全都召喚回來了。

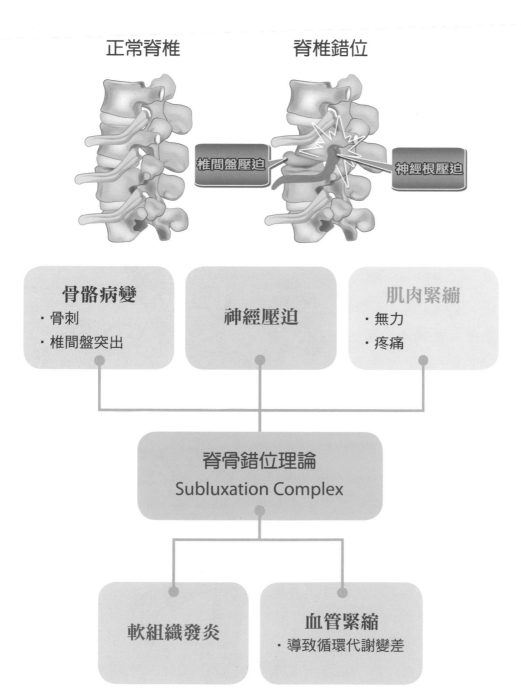

正常脊椎　　　　　　脊椎錯位

椎間盤壓迫　　　　神經根壓迫

骨骼病變
・骨刺
・椎間盤突出

神經壓迫

肌肉緊繃
・無力
・疼痛

脊骨錯位理論
Subluxation Complex

軟組織發炎

血管緊縮
・導致循環代謝變差

一個人從小到大，成長經驗、求學壓力、家庭關係、朋友相處……，點點滴滴的累積，不知儲存了多少情緒記憶在身體深處，這當中或許有許多就是傷痛經歷，因而造成病因不斷困擾著身體。**「潛意識清理療法」**（詳見本書 P.249）的問世，就是要把內在的傷痛帶引到表面上來，然後加以清除。當生命中最嚴重的、造成最大障礙的負面記憶解除了，便不再形成運作的阻力，機能順暢，身體自然回復健康。

結構、化學、情緒，連環組構了人體的健康，也唯有在這三者平衡的身心情況下，內在潛藏的美好力量，才得以淋漓盡致地發揮，一切自我的成就、生命的價值，才能真正的享有。西元三○○年，哲學家就曾宣稱：**「當健康不再時，智慧無從彰顯，藝術無法表達，力量將無以運用，財富也失去用途，理念亦毫無動能。」**，一千多年後的今天，不論文化和科技有多大的進展，健康的重要依然不曾改變，因為它是人類最完美的生存狀態。

從一根神經，畫生命藍圖

從生命之始，至生命之終，人的一生都與神經緊密連線。脊骨神經醫學就是從這個最核心點來探索健康的本源。

就胚胎學而言，當精子與卵子結合，生命萌發的時刻，人體的第一個形成物，就是神經細胞。在最初始的二周裡，中樞神經出現了，從主幹開始向周邊分佈。延伸的網絡所及，秘藏其中的 DNA 的設計，就是未來身體器官形成的藍圖。

猶如一幢巍峨華廈的中央核心，神經系統影響著一切器官的運作與功能，直到死亡或軀體局部壞死，神經系統的控制才會全面性或區域性撤離。

從生命之始，至生命之終，人的一生都與神經緊密連線。脊骨神經醫學就是從這個最核心點，來探索健康的本源。神經系統分成三類：運動神經、感覺神經及自律神經。運動神經支配肌肉運動，控制動能；感覺神經主掌感覺及傳遞感覺訊息；自律神經專司內臟

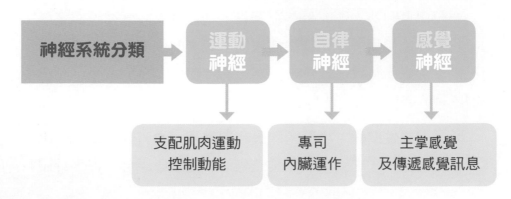

運作，如心跳、血壓、荷爾蒙調節、體溫等等機能，即使睡眠，仍在進行。因此，人一生的感覺及行為，都與神經系統息息相關，小至影響個人，大至影響社會與世界。

神經系統如此重要，卻也相當脆弱，它需要高度安全的保護，所以身體將之包裹在脊椎骨內。脊椎骨的作用除了形成支架，撐持身體的重量，另一重要功能就是保護中樞神經。

✽ 體內的極速快遞

中樞神經猶如高速公路，分支出入的交流道，就在椎間孔。這是上下兩節脊椎之間形成的孔道，足夠神經線體從這裡經過；但如果關節偏移或錯位時，孔道就會變窄，不同程度的壓迫或干擾於焉產生。

當我們想要向前走，這個訊息能夠傳達到腳部，全賴運動神經。當它受到干擾時，比如神經壓迫、壞死、中風、神經病變（**如巴金森氏症等**），那麼，同樣是那雙腳卻很難邁出步伐，即使能走，也是疼痛隨行。這是因為神經被破壞了，訊息微弱，或斷斷續續，造成肌肉移動的艱難。

要將訊息回傳大腦或是其它器官，則需要靠感覺神經傳遞了。如果它的功能受損，比如糖尿病末期，患者的末稍神經開始失去作用，即使踩到鐵釘或玻璃片，因為沒有疼痛或流血的感覺，而錯失傷口處理的時機，就可能導致組織壞死，甚至必須截肢。

除了嚴重性問題，小問題的長時間累積，也有其影響力。比如關節偏錯、位移，它造成感覺神經無法傳遞正確訊息，也許身體某

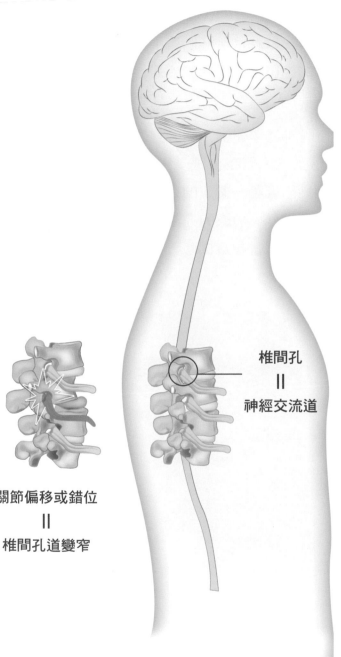

椎間孔
＝
神經交流道

關節偏移或錯位
＝
椎間孔道變窄

個器官正出了狀況，但就是無法回報中樞及大腦。中央的決策遲遲未能下達，地方的修復工作不知該如何進行，於是症狀出現，身體當然會生病了。

作為一個脊骨神經學醫師，由於對患者的檢測，我幾乎是日日月月與神經反應為伍，而在在感受到造物者的神奇。**一條神經線路，是這樣深刻地影響著一個人的行動力、思維與生活。**我有時甚至覺得，眼前這個世界，形成的力量之一，不就是千千萬萬條神經系統的集體創造嗎？每當我這樣想著，對於一個醫師的天職，敬慎之心不禁油然而生。

神奇自癒力

　　我一直覺得，自癒力是世界上最神奇的力量之一，它不僅是生命的創作，也無所不能地擔負著整個生命的維持與修復。

　　人類想要無病無痛舒服過日子，一個很大的天然力量，就在細胞的維修工程。身體隨時隨地因應環境需要而調整，如荷爾蒙、溫度、對抗細菌與病毒等，都能準確地應時變化，保障健康狀態。

　　這個自動化的過程，就是自癒力的展現，它與生俱來，而且神奇無比。既然身體內部能夠自我療癒，為什麼人還會生病？為什麼我們還需要外在的醫生？其實，人體的自癒力無庸置疑，問題在於訊息傳遞。

✳ 國王的戰力

　　若把自癒力比喻成一個國王，希望江山鞏固、國泰民安，還得依賴文武百官奏報百分之百的資訊，國王才能以正確思維、下達決策。當一個人的身體走下坡，神經訊息的傳遞功能必定不彰，所以當遇到某個器官出了狀況，麻煩就大了。自癒力雖然派遣將士出戰，遺憾的是，關山阻隔，訊息通道不暢，障礙了中央與戰地間號令的接收。自癒力的戰力無法發揮，這場仗當然打來艱苦，甚至無力禦敵。

　　這時，就需要外在的醫生參與戰事了。

醫生的功能在於偵測、診斷這條通路受到什麼障礙，並且將它修復，好讓自癒力銜接起來，應戰沙場。所謂障礙，就是身體在結構、化學、情緒三點上發生的問題。

在結構層次上 ➤ ★ 例如關節錯位造成神經的影響，這種機械型的障礙，經過診斷、矯正即可改善，卻往往易被忽略。

因為它所發出痠痛、不適的訊號不強，患者可能沒想到必須就醫，而容忍過日。所以，關節結構所帶來對自癒力的影響未被看見，逐漸的，也就傷害了健康。

在化學層次上 ➤ ★ 內臟運作不協調，導致體內化學變化，如荷爾蒙、水分、體液調節、營養、毒素代謝等方面發生問題，並影響氣血運行的流暢。肝、腎、肺、大腸等內臟排毒不當，會導致體內毒素累積過多。

這些問題不僅會干擾神經訊息的傳遞，過多的負荷會過量刺激神經，並導致補償作用（compensation）的啟動來向下調節神經所承載的電流量，如此也將影響神經在傳導身體訊息的完整性，自癒力當然無法發揮效力。

在情緒層次上 ➤ ★ 長年累月的情緒包袱壓抑在身體內及潛意識中，雖然抽象，但如果未加紓解，過度負荷的潛意識將直接干擾自律神經，以及間接藉由自律神經來反應影響到內臟器官，對於自癒力的展現，勢必形成障礙。

這些都與自癒力有關，回饋訊息給身體的管道如果不通，造成健康的干擾實屬必然。

❋ 如此奧妙，如此平凡

我一直覺得，自癒力是世界上最神奇的力量之一，它不僅是生命的創作，也無所不能地擔負著整個生命的維持與修復。想想，身體存在著如此多的功能及多變的環境，自癒力能在每一秒的變化裡，瞬間做好協調，全世界電腦加起來尚且不及。

雖然它是如此複雜，卻也非常平凡，因為每個人與生俱有，我們都這麼習慣它彷彿不存在的存在。我也是在成為醫生之後，在醫病過程中，在體會患者身體的變化時，才真正覺知到它如此奧妙。對這人體的偉大創造，我充滿感恩。

	結構	化學	情緒
檢查法	1.肌肉動力學 2.X光／核磁共振 （MRI） 3.觸診	1.肌肉動力學 2.驗血/尿 （生化檢查）	1.肌肉動力學 2.心理諮商
治療法	1.關節矯正 2.伸展運動 （舒緩緊蹦肌肉） 3.肌力強化運動 （增強肌肉力量） 4.有氧運動 （增強氣血循環）	1.能量療法 2.排毒 3.補充營養素 4.食療 （改善新陳代謝）	1.潛意識清理療法

〔應時變化，瞬間協調〕神奇自癒力

47

身體的智慧

身體的智慧原本就存在，它知道如何修復健康。只要沒有障礙，它自動會找出答案。

The power makes the body can heal this body。

創造身體的力量同時能治療身體。

直到我們死亡，這股力量都存在著。

自癒的力量之所以無法執行，在於障礙。自癒力依賴神經系統，當神經阻斷，自癒力得不到資訊回饋，也就無法藉神經送達命令。

✻ 主角與副手

身體的智慧原本就存在，它知道如何修復健康。只要沒有障礙，它自動會找出答案。

這是身體的神奇所在，也是我能治療多種奇怪疾病的原因。關鍵在於解決結構、化學、情緒上的問題，障礙排除，它就能無拘無束執行任務，讓 A 的問題找到 A 的答案，B 的問題找到 B 的答案。身體知道答案，患者就能健康。

或許我們可以這樣看，醫生只是自癒力的副手，副手排除障礙，讓真正的主角貫徹力量，把病治好。比如換肝，醫生的功能是把好的肝臟植入病人體內，至於這片肝是否能夠自然生長、正常運

作，還得靠病人本身的自癒力，來發揮所長。

　　人體本身具有神奇的自癒力，只是被結構、化學、情緒上的障礙，導致內在力量的改變。就像一件美好的珍品，被一層髒污的包裝紙裹住，光芒盡失，但只要把包裝紙拿掉，就可還原本然的光明，呈現一個有愛與活力的生命。

　　健康的極致境界，是讓人的生命更臻高度表現，精神飽滿，體力充沛，思維清晰，覺察力敏銳，判斷力精確，對於周遭事物能全盤掌握。不論在工作、在生活上，都能表現突出、怡然自在。

　　一個人很有頭腦，但體力不好，將影響他的腦力。身體狀況的好或不好，心念也隨之變化。身體不好，念頭容易朝負面延伸，難過、痛苦、埋怨，任何人事都看不順眼。

✳ 從健康，到智慧

　　兒童學習力不好、記憶力不佳，原因在於身體差。只要改善健康狀況，專注力夠了，學業成績進步，就會鼓勵他表現更好，形成良性循環。

　　從人體的自然法則而言，當身心不平衡時，就會出現偏見。一個人身體不舒服時，最希望得到舒服，這個欲念，就是偏見 ——「我需要它」。然而健康，是一個中立點，不會有奢求，只有真正的需要，比如需要呼吸、需要食物。生理的基本需要是健康的，可以自我控制；而奢求是一種失衡的依賴，有許多人需要抽菸、需要早上喝咖啡，這是對尼古丁、對咖啡產生上癮。

我聽過釋迦牟尼佛的故事，修苦行的那段歷程很吸引我。佛陀出家後修苦行，吃喝極少，身體消瘦不堪。從身心互動的角度來看，在這樣的狀況下，心靈活動必受干擾。直到後來接受羊乳供養，平衡掉身體的不適，沒有身體自我的困惑，才能在菩提樹下專心於悟道。

在我過去的醫療經驗中，發現脊骨神經醫學對潛能開發有著某種關聯。**不少學習靜坐、瑜伽、氣功的患者在治療後，因為健康改善，所以肌腱、關節活動性提昇，神經系統傳遞訊息能力更高，新陳代謝也有所增進。**注意力集中了，學習就更快，潛意識清理療法釋放情緒包袱，身心趨於輕安自在。

在患者中，常有一家數口同來就診。夫妻之間、兄弟之間、二代之間，身體不適、脾性強烈、互不協調。但當他們的身體症狀改善，各自心境上隨之平靜、平衡、輕鬆，夫妻融洽，兄弟和諧，二代溝通良好。這是因為健康之後，懂得愛人，能回歸到真實面，而不是在誤會中。

爭執、猜忌、成見，都是心理的情緒包袱，就算他人對自己好，也會阻止自己對他人好。

讓身體的本然智慧發光，生活中不論夫妻、婆媳、親子、朋友、工作、上司與下屬，都將更有面對與相處的能力。

潛意識清理療法

是針對過往情緒包袱的清除，減低過去對自身的影響，使其接受度變大，讓人際之間的互動關係更富彈性。

媽媽帶來的大轉彎

　　一九八九年，我二十歲，我的人生進入一個大轉彎，而這個轉彎，卻是媽媽的一場車禍意外所換來的。

　　在我十三歲那年，媽媽帶著我跟弟弟、妹妹，離開台灣，踏上世界大熔爐的美國。

　　面對陌生的國度，這個廣大無邊的新環境，我並沒有期待。周圍盡是白色皮膚的人，說著我在台灣所學二十六個英文字母所拼成的語言，我的心中總有著回台灣的念頭。

✽ 第一場晶瑩的雪花

　　但是，我見到媽媽堅忍不拔、勇往直前地為三個小孩努力生活，她不斷鼓勵我們，給我們無限的希望與力量。記得到美國歷經的第一次寒冬，看到天上飄下潔白晶瑩的雪花，極美的皚皚世界裡有著媽媽的愛，那一年冬季，感到特別溫暖。

　　初進高中，語言不通，常被欺負、被種族排斥，有幾個白人，常拿小石頭打我和弟弟。上課聽不懂，作業不會寫，放學時，老師常在紅紙條上寫著幾行我們看不懂的英文，要交給媽媽。我和弟弟都有這樣的紅紙條，可是我們不知道為什麼同學沒有，就我們比較特別。

　　住在美國我們沒有交通工具，每次到市區總得走上半個小時的

路回家。媽媽對任何事都很積極，絕不馬虎，遇事一定追根究柢。一連收到三次的紅字條後，媽媽拿著它徒步走到市區找華人，問個究竟。原來，是老師給家長的叮嚀，說我倆兄弟沒繳作業，應注意。

後來媽媽和我們一起學習英文，慢慢地學會在美國生活。而之前常打我們的幾個同學，也在熱心華人和學校溝通之下，停止了暴力舉動。

剛到美國的種種艱辛，是激勵全家人的一股很大的力量。我們覺得，一定得比別人更努力，才能往上不斷精進。

✳ 一個急速的大轉彎

高中畢業後，我選擇當時最熱門的電腦電機工程系，這是我的興趣，我以高分申請入學。

一九八九年，我二十歲，我的人生進入一個大轉彎。而這個轉彎，卻是媽媽的一場車禍意外所換來的。

那時我正讀大三，媽媽一如往常開車去上班。當她從高速公路下到市區，前面的一部車子突然換線急駛到前方，剎那之間，媽媽情急之下猛踩剎車，但踩的卻是油門！車子火速暴衝出去，擦過一部中型車後，又撞上堅硬的電線桿，急速讓車子停不下來，再衝上

頸部鞭打症

頸部脊椎會因受強大的外力影響，而像鞭子似的在剎那間大幅度的前後搖擺震盪，造成頸部脊椎及周遭軟組織的傷害。此傷害又通稱為「鞭打症（Whiplash Injury）」。

安全島。當時空靜止，車子幾乎面目全非。

當時媽媽的第一個念頭是，一定撞傷了不少人，她覺得已到了世界末日，內心的恐懼難以言喻。好心人士幫她打開車門，她第一句話就問：「有沒有人受傷？」，幸運的是，沒有人受傷，方才鬆下一口氣。

救護車與消防車都來了，救護人員為媽媽作過基礎檢查，身上多處瘀傷、輕微腦震盪、頭暈、腰疼、背痛、脖子不適。急診處理了腦震盪、骨折後，醫師將母親轉至脊骨神經科，進一步診治。

這是我第一次聽到「脊骨神經科」（Chiropractic）。

儘管住家附近開了幾家脊骨神經科，不過，對它仍是極度陌生。對於這個在台灣從未聽聞的醫學，雖然我們抱著懷疑心態，但也只好姑且一試。

我陪媽媽就診，醫師告訴我們，她患了「頸部鞭打症」。照了X光，發現關節錯位、頸部脊椎僵直，失去了自然的弧度。醫生加以矯正過後，再透過電療、熱療、超音波等輔助方式，媽媽的情況開始改善，痠痛也解除，至此我們開始信賴這門醫學。

過去，每當身體不適，習慣使然不是看西醫就是看中醫，而這個全新的經驗，不打針、不吃藥、療程中沒有痛感的自然療法，讓我們對醫學有不同的視野，也有了另一個醫療新選擇。

脊骨神經科的診治，的確改善了媽媽的病痛，不過，這家診所只就身體結構有所療癒，對於心理上的恐懼，仍是束手無策。

媽媽莫大的恐懼陰影揮之不去。夜裡輾轉反側、睡不安枕，惡

夢裡總像差點又要做出傷人的事。尤其，她害怕坐車，一上了車她全身發抖，甚至驚聲尖叫；她不敢望向車外，但眼睛閉起來，又感到沈入虛空中的恐怖。如此糟糕的情況，困擾著她也難為了開車載她的人，她總是對人叮嚀再叮嚀，只要看到有車子停下，她立即高喊「剎車」，搞得別人暈頭轉向、不知所措。

這樣的夢魘跟著她好幾年。

❋ 生命的轉捩點

就在那時，學習醫術強烈進入我的思維。

媽媽的病情、新穎醫學的吸引力，喚發我內心底層本具的醫學傾向，脊骨神經醫學帶給我的興趣，已遠遠超過我所學的電機系。我想要轉系，但是，媽媽堅持反對！她不希望我放棄好不容易進入的熱門學科，就此半途而廢。

但我的心洶湧著朝醫學發展的熱望，媽媽也了解我一向求知慾強，興趣所至，學習力旺盛，不敵我的懇求，她終於答應我、支持我了。

於是大三開始，我修雙學位，在攻讀電腦電機工程時，同時選修醫學預備科，為進入醫學系作熱身準備。

進入醫學院後，就學期間，我學會了潛意識清理療法（詳見本書 P.249），透過我的手，能將媽媽多年的不安與恐懼，一一清除，我好高興。我沒有辜負她成全我習醫的一片慈母之心。

母親的意外，成就了我人生的新方向，讓一個原本攻讀電腦電機工程的人，成為一位脊骨神經科醫師。原本在柏克萊大學生物細

胞學系就讀的弟弟，看我在這個領域中醫治好很多的病例，也引發興趣，投入這門醫學。

目前他在美國執業，於脊骨神經醫學界，也擁有自己的一片天。當然，我們也成為醫學上，互相切磋的朋友。

曾受車禍之苦的媽媽，我想她如何也想像不到，因為她的一場意外，造就了家裡的二個醫生，造就了我和弟弟二個意外的人生。美好而充實的人生。

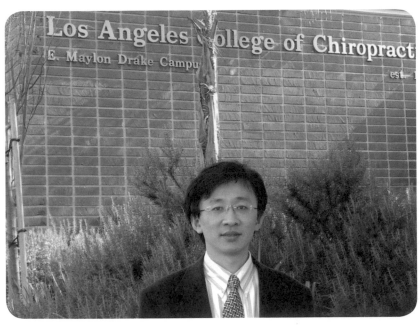

▲ 1994 年李博士畢業於洛杉磯脊骨神經醫學院。

在學習之路上

在旅程中，他寄給我一張卡片、一頂帽子。並告訴我一段話：「寒冬裡，有位路人經過陌生的城市，一位熱心而素未謀面的人，端了一碗熱騰騰的湯給了顫抖的路人。而那位熱心人士就是李醫師，路人便是我。李醫師除了醫術好以外，不只醫我的身，又醫我的心，視病人如己，親切之感，令我難忘」。這一段話不只鼓勵了我，也堅定了我日後的行醫態度。

因著興趣、理念決定了自己一生奔赴的方向，大三那年，一個夢想展開了。

醫學院裡的專門課程，多是提供給執業醫師，它的深度與難度，當然超乎一般醫學生的程度，若無足夠的心理學及治療基礎，不易理解及進入狀況。興趣使然，我興致勃勃地選修了這類課程，在班上，我總是最年輕的學生。醫學院時期，我已開始接觸**潛意識清理療法**（詳見本書 P.249）及**能量療法**（詳見本書 P.246）。

✽ 教授的第一堂課

潛意識清理療法的第一堂課，是一種教育啟發，教授以現場示範作為開場白。

他徵求一位隨同醫師前來聽課的病患，要替他解決身上最困擾的毛病。在全班的眾目睽睽之下，這堂課開始了。

患者陳述他的症狀，頭無法轉動，脖子僵硬，病痛已經持續一段時間，有接受治療，但未有改善。

　　首先，教授引導我們的思緒，先試試是否與潛意識有關。他以肌肉動力學（詳見本書 P.244）加以測試，然後進行潛意識清理療法。

　　這個療法有幾個程序步驟：首先，詢問病患幾個相關問題，藉著肌肉動力學，測試身體產生的反應。接著，教授要求患者回想當時的情形，在患者講述這件事時，把他帶回當時的場景。最後，進行潛意識清理療法，一一排除病患的情緒因子。病患的故事是這樣的。

　　他一想到他的工作主管就滿腹怨氣。因為他曾提醒主管，工廠的地板因為油漬而濕滑不堪，必須請人清理。但是多次要求，也不見主管理會。有一次正當他在工作時，跌了一跤，傷到頸椎，從此幾個月來，脖子非常不舒服。

　　他對主管極度怨怒，明明是可以預防、避免的事，就因拖延處理和怠忽職守，導致他跌倒受傷。他十分怨恨那位失職的主管。

　　經過教授一連串的動作，讓患者左看、右看，無形中已將卡在患者頸部的情緒作了清除。他不再那麼痛了，而且，再回想當時情形，好像必須在腦海中努力搜尋，最後，他說，對主管那個「恨」的感覺釋懷了。

　　教授的語音迴盪在空氣中。人身上發生的問題，不外乎結構、

化學、情緒三大點，如果其中一點沒有調整過來，比如這位患者有很多恨意卡在身體裡，情緒就會在裡面運作，肌肉會因要保護自己而繃緊，於是造成身體的變化。但經過潛意識治療後，釋放了情緒包袱，肌肉也就回復正常。患者先前已作過「結構」上的物理治療，可是病痛仍在，是因為「化學」上因情緒而出現問題，只要把情緒排除，問題消失，病痛自然不見了。

教授娓娓道來，我們這一群學生看得嘆為觀止，直呼神奇！中場空檔，有位行醫一、二十年的心理醫師就談到，心理的確會影響生理，倘若是心理方面的治療，起碼也得花上三個月以上的時間做引導、催眠等相關處理。而教授卻只花了五分鐘，就迅速把病患之苦一掃而空，真是令人佩服。

第一次接觸這樣的醫病方式，顛覆了我原本的醫治觀念，在這第一堂課的學習真讓我大開眼界。對這樣反傳統的醫學，把我原本的好奇心及學習的熱誠，又大大提高許多。

當然，潛意識清理療法（詳見本書 P.249）需要較多的經驗累積，學習過程及實習階段時，除了同學之間互相練習外，父母、弟、妹、親戚朋友都成了我練習的對象。在每一次醫治過程中，達到治療效果外，也是一種實力的增加。

✤ 寒風中的一碗熱湯

求學時期，濃厚的興趣敦促我學習多元的特殊技術，所以在實習醫學的階段，便有機會去運用這些技巧。有個病例讓我印象深刻，而且，他也影響我日後的行醫態度。

有位老先生身高約一百八十幾公分，略微駝背，是美國白人，

脊椎側彎、骨質疏鬆、全身疼痛，曾二次中度中風。腹部的大動脈有擴張現象，這表示有血壓突然上升或意外爆裂的可能，果真如此，將比中風來得嚴重。

他在我們的醫學中心就診已好幾年，由於這位老先生身體狀況較虛弱，診療範圍只能幫他進行按摩、熱敷、電療等等物理治療；而真正需要的脊椎矯正，因擔心大動脈問題而觸發中風危機，所以，很多的醫師僅是保守地醫治，為他減少疼痛。

當他轉來由我醫治，他的第一句話，就觸痛我的心。他說：「**每一天二十四小時都在疼痛，從不間斷。**」，溫和的物理治療，對他的病痛，只能舒緩短暫的一、兩個小時。

我熟知脊骨神經醫學擁有一些特殊技術，用來醫治孕婦、嬰兒、骨骼疏鬆患者，對於老先生，我採用這些醫療方法，來調整他的關節。當關節錯位情形改善，神經訊息干擾隨之減少，配合進行潛意識清理療法（詳見本書 P.249），加上飲食療法、排毒、能量療法（詳見本書 P.246），不到三個月的時間，他的病情改善許多。

一週後，他告訴我，病痛又來了。詢問之下，原來，他在治療後整個人神清氣爽，高興之下，全身跳躍著活動的因子，庭院草坪、花圃都忍不住去整理一番，又為兩部汽車全換了機油，終於，腰開始疼痛不堪了。

他的病情的確是好了很多，但是，病體初癒實在不適合馬上過於活動，而是應酌量視自己身體狀況逐步增加活動時間，等待身體調養到更佳的狀況，才能隨心所欲。

又經過一個月的治療，他告訴我，已經有二十多年沒有這麼愉

快過，他要去做一件生平從未嘗試過的事——環美旅行。他真的出發了。

在旅程中，他寄給我一張卡片、一頂帽子。並告訴我一段話：「寒冬裡，有位路人經過陌生的城市，一位熱心而素未謀面的人，端了一碗熱騰騰的湯給了顫抖的路人。而那位熱心人士就是李醫師，路人便是我。李醫師除了醫術好以外，不只醫我的身，又醫我的心，視病人如己，親切之感，令我難忘。」這一段話不只鼓勵了我對於自己待人所秉持的信念，也更堅定了我日後的行醫態度。

患者本身就是醫生的老師。老先生的這段表述讓我覺得，熱誠是患者在醫療之外感受到的力量，讓我很受鼓舞。熱誠於我是一個習慣，對於實習醫師或剛成為醫生的人，我都會這樣建議他，因為這是治療病患很重要的部分。患者會因為醫生的熱誠而配合更多、痊癒更快，某些心理層面或不易察覺的真正癥結，因而透露出來，更有助於問題的解決。

經由老先生這個病例得知，倘若情緒因子卡在患者身體某處，如果只給予「凡事想開一點」的建議，當然有所助益，但幫助不大。假如可以藉由技術來解除情緒因素，那麼，療程更快，效果也更顯著。

❁ 醫療新選擇，健康新希望

醫生的學習有二個部分，一是來自醫學院直接的教育、書本及授課老師的經驗；另一是實際醫療中，患者提供了我們不少的學習。

脊骨神經醫學的技術大約有兩百種以上，一般醫生大約學會百分之一，因為，每樣技術都有其難度，端看個人的領悟力而定。由於興趣所趨，我學習了約二十種技術，只要是有機會接觸、有助於幫助病患，都會盡我所能學習。

　　有一位老師曾對我說過，醫學不斷進展，醫療方法日新月異，因此即使面對難以療癒的病症，醫生都不能讓患者絕望。因為還有很多的醫療尚未嘗試，一時的束手無策並不代表問題不能突破，只要患者不放棄自己，繼續懷抱希望，可能有一天就能找到可幫助他的醫療。我想這是醫德的一部分，為病人保留一個希望，保留一個另外的選擇，未來充滿機會。

對身體的責任

有些人習慣買成藥，簡單快速又方便；有些人到了診所、醫院，就希望醫生給的藥能一吃見效，但有多少人會真正想過，症狀不見了，並不代表病因解除了。

經過了十多年旅美的文化洗禮，以及接觸來自不同國家的病患，重返台灣後，我感受到不同民族背景在人們身上所形成不同的疾病。我省思著人們對自己身體的責任。

剛回來時，我發現台灣婦女有很多心理負擔及情緒壓抑，我想這是來自傳統環境裡她們經常隱忍的習性，而導致生理上的變化。

當然，飲食習慣也影響到人們的身心健康。台灣社會已進入速食時代，食物過度精緻，農藥的使用令人擔憂，追求美味而摻入太多化學添加物，卡路里及熱量偏高，但營養成分卻少，總以為大魚大肉又有米飯就是完整的攝取。**其實醣類及澱粉質攝取過量，會降低白血球機能，也易造成胰島腺負荷過大而衰退。**

一如台北這樣的大都會，生活步調非常緊湊，許多人都在忙碌的工作中日復一日，外出休閒的空間又不多，缺少豐沛的自然環境來調節身心，久而久之，必定形成身心壓力。藥物的濫用也是台灣最大問題之一。國人對藥物的依賴超乎外國人，在國外必須有醫生處方才能買到藥，台灣並沒有嚴格的藥物管制，只要說得出名稱，在藥房就可以買到。因為沒有對問題有所認知，反覆的惡性循環，直到病了還往往不知道是什麼原因。

✳ 醫療裡也有速食文化

現代生活充滿速食文化，連醫療也演變成一種速食文化。用微波爐煮食，用三分鐘煮一碗麵，用一分鐘泡一碗湯，同樣的速成期待也用以看待醫療。有些人習慣買成藥，簡單快速又方便；有些人到了診所、醫院，就希望醫生給的藥能一吃見效，但有多少人真正想過，症狀不見了，並不代表病因解除。

以藥效的迅速作為判斷，是許多人對醫療的誤解，特別是在慢性病的醫癒上，身體的復原需要時間。如果把任何疾病都當作急症來治療，這就把問題看得太簡單。對於治療疾病，醫生有責任，病人也有責任。

醫療本就多元而複雜，除了醫生的知識、技術、診斷能力之外，病人本身更需要有所付出。這些付出，包括付出體力去做運動。有些人或因懶怠或因沒有時間，總覺得「我付錢，你解決」是理所當然的事，「醫生本來就要解決問題，為什麼要我去付出呢？」**但身體就是如此奧妙，肌肉的衰退如果不透過運動，無法強健起來；血液循環如果只靠儀器，不會有自己的活力。錢並不能解決一切問題，身體有自己的定律。**

病人的付出，還包括戒除不好的生活習慣，如抽菸、喝酒，咖啡也盡量減少或停止；更包括建立良好的健康習慣，如多喝水、適度運動、充足睡眠、調節生活步調及飲食習慣。另外，還有一些病人應有的省思及探索。有些人自小就在環境中形成壓抑的個性，容易導致心理障礙，而導致身體問題，這是病人要去改變及調節的。

啟示愛的醫療

「傾聽病人講話」對我是一種習慣，我想這在醫療上是重要的。有時一些初出校門或實習階段的醫師，來到我的診所觀摩或聚談時，我常會建議他們，除了在醫術上用心追求新知，更應多花時間傾聽病人的心聲。

✻ 來自身體深處的訊息

病人如果獲得充分時間來表述症狀，醫生就能獲得更多的診斷資訊，而節省許多不必要的臆測。這個目的不是要刪略必要的檢查步驟，而是透過患者對自己身體長久的了解，讓訊息更完整。當然，病人也還有很多自身未察覺的毛病，要經由醫師診斷出來。

「傾聽」對病人就是一種無形的治療，他會覺得終於有人聽聽我的問題了，而這些問題有時是不願或不方便對家人、朋友陳述，看診時，有機會對醫生娓娓道來，是一個正面的作用。

聽取這些症狀訊息時，不能把身與心分離看待；即使單就身體層面，也不能將內臟機能與頭腳四肢隔開。整體性地關心病患，才能查到一些對病情治療有輔助的額外資訊。

例如腰痛，病人只知道痛，但不見得了解為何痛，在我的診斷中，常常發現腰痛並非生理因素，心理壓力也是成因。

例如頭痛，或許病人發現自己有便秘，或許他覺得脖子不舒服，這二點都有導致頭痛的可能。如果聽到頭痛就給頭痛的藥，卻

沒有考慮到便秘習慣所導致的頭痛，正確的訊息就漏失掉了。

我在問診的過程一定會詢問病患每天的排便狀況。基本上，上午吃過早飯胃腸蠕動最快，是排便的最好時機，如果因為趕著上班錯失了這個時間，養成了不規律或二、三天才排便一次的生理習慣，就會因累積許多毒素而造成頭痛。

至於脖子不適引發的頭痛，如果醫生沒有注意到是頸椎關節錯位的可能性，病人就有可能只依賴藥物來解除不適，形成慣性服藥。

✳ 病痛都有特別的意義

身心治療是一體兩面的兼顧，所以我對病人常會關懷最近的忙碌狀況、壓力感覺、掛心事件，一來是問候，二來是在尋找可能的原因，以提供更多的幫助。

關懷，是自然而然的形成，因為這樣的醫病模式，我對病人的家庭狀況、夫妻相處、子女教育，也連帶有所了解。當然，每個醫生各有不同的個性、習慣、作風，我的目的是讓患者更加健康。

身體發生了問題，其實都有特別的意義，其中包括對自己的愛不夠、關注不夠。就如有些家庭主婦，為家人付出很多，這樣的行為模式並非不好，問題就在付出太多而忽略了照顧自己。

每當我遇到這樣的個案，總是會提醒她們，付出的目的是為了家人，但妳有沒有想過，當忽略自己導致健康亮起紅燈，不但原來的目標無法達成，不僅家人得不到照顧，反而要拖累家人來照顧妳，那麼就會完全違背初衷的善意了。

不夠自愛就無法愛人，這是一個很清楚的道理。

透過深入地凝視，我們才能真正知道身體狀況的三個層次——生病、有病而無症狀、健康。

心臟病發作並不是那一秒鐘心臟出問題，而是有其先兆，但尚未表現出來。所以，生病與健康無法如黑白斷然二分，它有灰色階段正在進行。感冒同理，可能數天前已抵抗力下降，而非突然在一秒之間就感冒了。

但「習慣」導致人們不去追求真正的健康，例如碰到空氣不好，習慣了就好；「基因改造」初聽人心惶惶，久了也就麻木；出現疲倦、腰痠背痛、經痛、睡不著久而久之則習以為常；到藥妝店、藥房買成藥的行為也司空見慣……，這其實都在讓健康充滿危機。

✽ 醫學同一家，病人是主角

愛的醫療是在誠懇的心念下，連結出一個健康的網絡，各科醫生的共同信念應在於提昇病人的健康，因為大家都是在處理健康的一部分。

急症	醫藥學醫生的專業訓練提供救急。
緩症	中醫、脊醫、自然醫學都可依賴。

主流醫學的西醫→在解決了第一線緊急狀況後，若能因應病人需求，建議轉診到其他的醫療體系如中醫、脊醫、自然醫學，去做進一步的健康提昇，這對病人應是最大的受益。

PART

2

個案篇

結構、化學、情緒，
這健康的三大連環，
環環相扣，層層互動，
完整地架構出健康的全面，
從這個觀點來看待人體，
我們將會對健康有一個更具體的視野。

頭痛

痛到最高點，事業皆可拋

> 有一位三十多歲的女性，在世界知名珠寶公司擔任高階主管，可謂成就非凡。這樣一位事業有成的時代女性，因為長期的頭痛問題，居然考慮到放棄事業。

一個人能在事業上有此成績，通常具備相當耐力和毅力。但即使是一個具有這般特質的人，仍受不了「頭痛」折磨。當身體處於不理想的狀態，不論面對如何有成就感的事業，都會變得心灰意懶、毫無衝勁。

她每天都生活在頭痛欲裂之中。中、西醫皆曾就診過，也服用了不少藥物，都沒能讓她從頭痛中脫困。我為她把錯位的關節、頸椎一一作了矯正，並進行潛意識清理療法（詳見本書 P.249），讓她的情緒包袱一一遠離。

複診的時候，她精神好了許多。睡眠也因潛意識情緒包袱減輕，而變得輕鬆舒服。再經飲食調理、結構及內臟機能調整，她的新陳代謝變得正常，血糖也日趨穩定，最重要的是，頭痛不見了！

由於生活中有太多壓力，所以她已將脊骨神經醫學，作為減壓保健，讓身體保持最佳狀態。至今三年，擾人頭痛不曾再找上門。

我的欣喜，在於看見她重回專業領域裡神采飛揚。身體的健康，讓她可以意氣風發地往生命的高峰邁進。

八、九成的人都有過頭痛的經驗，頭痛不僅帶給人們極大的痛苦，也會影響患者的工作及生活品質，甚至醫療資源的耗費。引發頭痛的原因非常多元，包括腦部病變、車禍後遺症、顱內壓過高、眼疾、鼻病、牙痛、胃病、月經來潮、失眠、感冒、肺炎、空氣污染、高血壓、心臟病、動脈硬化、貧血、打針服藥的反應、化療、過敏、憂鬱、情緒波動及壓力大等等。

造成頭痛的原因雖然很多，較常見的有「頸原性頭痛」和「緊張性頭痛」。

✸ 頸原性頭痛

頭痛患者當中，有高達百分之八十的人屬於頸原性頭痛，即頸椎關節位移時，造成神經根壓迫及頭頸部肌肉和血管不當收縮所形成的頭痛。

此類頭痛呈間歇性發作，且纏綿不癒，有時長達數年或數十年，患者常抱怨後腦或整個頭部悶重或脹痛，頸部不適，並常有頭昏、噁心、疲倦及緊張或情緒激動。

在歐美國家，脊骨神經醫學醫師（Doctor of chiropractic）是治療頸原性頭痛的專家，患者無須打針吃藥，脊骨神經科醫師在精準的診斷患者頸椎剖位後，以純熟的醫療技術，將骨關節固位，每年幫助上千萬個患者脫離頸痛。

✸ 緊張性頭痛

緊張性頭痛則是另一種常見的頭痛，特別是在繁忙的都市裡，

由於長期的焦慮和緊張，常引起頸部及頸部肌肉的持久收縮，和周遭血管與淋巴的循環不當，因而產生頭部兩側緊痛。

　　因心理因素所引發的身體不適，脊骨神經醫學醫師可施行潛意識清理療法（詳見本書 P.249），來消除長年累月堆積在潛意識裡的情緒包袱，讓患者的精神壓力得以紓解，因而解除緊張性頭痛。

　　營養不良或不當的飲食習慣，容易造成體內毒素過高，內分泌失調或過敏而導致頭疼。而血糖不穩定、情緒壓力、工作責任大、睡眠品質差，氣血虛弱等等來自於身心綜合的因素，導致頸椎關節偏掉，使得體內新陳代謝發生問題，也會產生頭痛。

　　其實頭痛是脊骨神經醫學最拿手的療法之一，除了學者所作的研究報告以外，脊骨神經醫學對頭痛的改善也引起國際衛生組織研究人員的興趣，認為這是很值得探討的方法。

保健
小叮嚀

• **飲食建議**：患有頭痛的民眾在飲食上，需講求清淡，並且多食魚類、蔬果及使用橄欖油或葵花油。

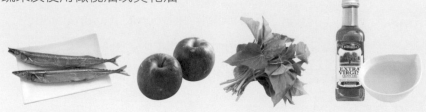

• **營養補充建議**：對於經常生病、有長期壓力或精緻化飲食的人，容易使體內維生素及礦物質不足，建議患者服用綜合維生素，特別是維生素 B 群和抗氧化劑的攝取，以補充身體所需。

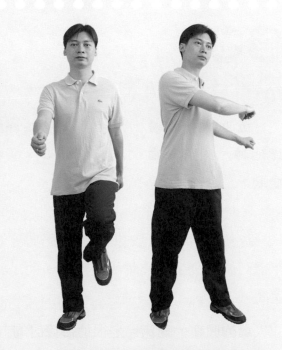

- **生活作息建議**：頭痛患者平時需要充足的休息和睡眠，適度的運動，至少30分鐘，可步行或做伸展操；每日要喝2000cc的水；隨時注意保持正確的姿勢。

- **頭痛發作建議**：患者可以自行熱敷後頸部及按摩頭部兩側的肌肉，來減輕不適，但若頭痛經常復發，就應求助於醫師的診治，而非濫用止痛藥，以免加重病情。

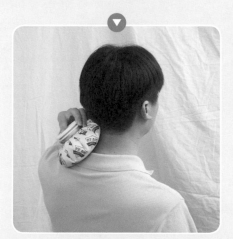

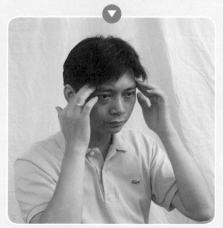

抓不住重心

當眩暈發作時，患者不僅會頭昏腦脹，嚴重時還會出現天旋地轉、臉色蒼白、虛弱、噁心、嘔吐、冒冷汗、眼球顫動等症狀。

眩暈是相當常見的問題。罹患此症的年齡層廣泛，從幼兒至老年都有機會發生。眩暈不是疾病，而是許多不同疾病所共有的一種症狀。

導致眩暈的原因包括：內耳不平衡、睡眠障礙、貧血、血壓不正常、腦部疾病、梅尼爾氏症、精神官能症等。除此之外，頸椎骨關節錯位、情緒壓力，以及不當的飲食習慣，也是常見的原因。

當維持我們身體平衡的器官發生障礙時，眩暈就會發生，所謂維持平衡的器官包括內耳、頸深部知覺器、小腦與腦幹。因為人體上位頸椎會有神經纖維進入腦幹區，當頸椎骨關節有錯位或位移時，就可能壓迫到神經並且影響平衡器官的正常運作，引起眩暈的發生。

再者，位於枕骨下與頸椎關節間的椎動脈，也容易因為頸椎骨關節錯位，使通往大腦的血液受阻，造成腦部缺血的症狀，例如頭痛、頭暈、疲倦、反嘔、耳鳴、眼睛不適，以及注意力無法集中。對於因頸關節錯位造成的眩暈，經脊骨神經醫學醫師予以復位之

後，通常能迅速改善。

此外，當壓力大時，頸部的肌肉與血管會收縮，除了造成疼痛與僵硬感外，還會導致椎動脈供血不足而引發眩暈。現代人的生活步調快，工作競爭大，情緒壓力自然也容易上升。過多的情緒壓力不僅影響心情，還會降低免疫力及干擾自律神經與生理的運作。對此脊醫會應用潛意識清理療法（詳見本書 P.249）來減少潛意識的情緒包袱，使神經系統與生理機制不受情緒壓力的干擾。

不當的飲食習慣也可能導致眩暈，餓過頭或跳過一餐會造成血糖下降，並引起頭暈。維生素的均衡攝取也很重要，**例如缺乏維生素 B 群易引發梅尼爾氏症；而補充維生素 E 能防止血管硬化，改善腦部血液循環，減少眩暈的機會；還有菸鹼酸可穩定血糖，幫助睡眠。**維生素不足將會降低抵抗力，促使耳鼻喉症狀與眩暈的發生。

脊醫能幫助患者改善因不當的飲食及生活作息所造成的問題，藉著能量療法、飲食治療、營養調整以及運動指導，可改善體質、增強內臟機能以及提升免疫力。

維生素 B 群食物	維生素 E 群食物	菸鹼酸食物
· 深綠色蔬菜	· 小甘藍菜	· 綠豆
· 糙米	· 波菜、堅果	· 動物肝臟
· 蛋黃、豆類	· 植物油	· 全麥製品
· 芹菜、豬肉	· 牛奶、燕麥	· 香菇、起司

保健
DIY

- **飲食建議**：食用過多的鹽分會使水分滯留，影響血壓並增加暈眩的機率；菸、酒及含有咖啡因的飲食，則會干擾神經與血管的運作，並容易造成情緒上的激動和影響睡眠，增加暈眩的發生，所以飲食應以清淡為宜，少食刺激性的食物。

- **運動建議**：頸部緊繃容易引起枕骨下緣大動脈血流量減少，造成腦部缺氧。因此，平時做做頸部的柔軟及伸展操，不但能放鬆頸肩部的壓力，還能防治暈眩的發生。

1. **頸部柔軟操**

動作 1

首先放鬆肩膀，再讓頭部以順時鐘方向（速度要緩慢，且放鬆頸部肌肉）做轉動，連續三圈。

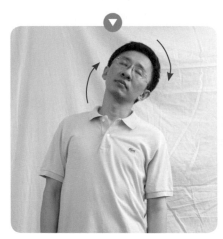

動作 2

同樣放鬆肩膀，頭部以逆時鐘方向（速度要緩慢，且放鬆頸部肌肉）做轉動，連續三圈。

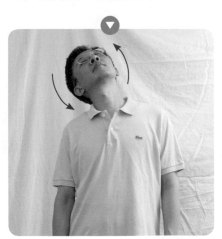

2. 頸部伸展操

動作 1

伸展右側頸部肌肉時，讓右肩放鬆，用左手將頭部向左肩靠攏，直到右頸感到拉緊時，維持在此位置約 15 秒。

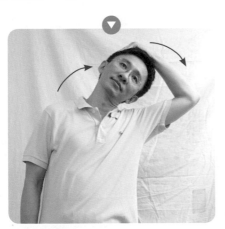

動作 2

伸展左側頸部肌肉，讓左肩放鬆，用右手將頭部向右肩靠攏，直到左頸感到拉緊時，維持在此位置約 15 秒。

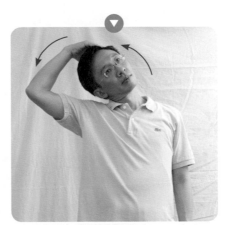

3. 頸部按摩

動作

以雙手大姆指按摩枕骨下的肌肉，也能減少頸部緊繃的現象。

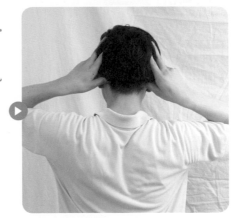

顳顎關節症候群
有口難言

> 不少人在嘴巴開合或吃東西時，會發現下顎關節處有「喀啦」的聲音或痠痛感，而當情況嚴重時，甚至連嘴巴開合都有困難，這就是顳顎關節症候群。

有位年輕的老闆娘前來看診，因為顳顎關節卡住，嘴巴只能張開一指大左右。她事業有成，但生意的經營管理、對家庭的重視、對孩子的照顧，讓她備感壓力。情緒造成她顳顎關節周遭的肌肉失衡，導致了這樣的毛病。

一個人嘴巴的正常開度是三指之大，如果顳顎關節卡住而嘴張不開，雖沒有致命之虞，但十分痛苦。遇到這類症狀，民眾通常會去看牙科。而曾經就有一位牙醫來到我這裡，要我診治他本身的顳顎關節問題。

牙醫對顳顎關節的治療，在於矯正調整肌肉、韌帶、關節等硬體部分。然而，情緒的部分卻需依賴脊骨神經醫師加以平衡，所以在國外，有些牙醫也會去學習肌肉動力學（詳見本書 P.244）以及潛意識清理療法（詳見本書 P.249），來作為對顳顎關節症候群的整合治療。

那一次對牙醫的診治，讓我有很多感觸。倘若台灣的脊骨神經醫學越來越普遍，很多科別將可結合更多的特殊技巧，讓患者得到

更完美的醫療。我想，透過不斷充實新知、每隔幾年都需修習學分以換照的制度，那麼，醫師們多元技法的相輔相成，受惠的將是廣大的台灣民眾。

✳ 保持正常的軌道

不少人在嘴巴開合或吃東西時，會發現下顎關節處有「喀啦」的聲音或痠痛感，而當情況嚴重時，甚至連嘴巴開合都有困難，這就是顳顎關節症候群。顳顎關節位於兩耳正前，可將手置於此處，同時嘴巴做張合的動作來確定位置。

咀嚼食物、唱歌及說話都需要顳顎關節的平順滑動，及咀嚼肌的正常運作，正常人嘴張開時的寬度，可輕易地容納三根手指頭，而當顳顎關節偏離其正確軌道時，可能會導致食物咀嚼困難、顳顎關節磨損、張口困難及臉型變化，甚至引起偏頭痛、頸部僵硬、耳鳴、眼花暈眩、臉部肌肉疼痛及肩膀痠痛等不適。

又因顳顎關節以及其周遭的肌肉與韌帶，擁有相當多的神經感受器，當顳顎關節咀嚼肌運作不當時，人體的神經系統將會受到干擾，可能會導致全身性的影響，例如消化不良、腰痠背痛、精神緊張、疲倦及內分泌失調等。

造成顳顎關節症候群的原因，包括咬合異常、磨牙習慣、常吃較硬食物、外力的創傷、長期壓力或精神緊張，和對脊椎關節錯位所做的適應現象，這些原因會造成顳顎移位，以及咀嚼肌肉失去平衡。

在治療此症時，脊骨神經醫學醫師會診斷出錯位的顳顎關節及脊椎關節，並予以回位，而對有問題的肌肉及韌帶施予**肌肉動力學**（詳見本書 P.244）與物理治療，來平衡過鬆和過緊的肌腱，並應用**潛意識清理療法**（詳見本書 P.249），來舒解精神壓力，減少患者不自覺的咬牙習慣。有顳顎關節症候群的患者，除了接受脊骨神經醫學治療，有許多患者仍需牙醫的幫助，來矯正其咬合異常的問題。

保健
小叮嚀

- **飲食建議**：在預防上，建議平時在咀嚼食物時，避免習慣用單邊，而使咀嚼肌不平均地發展。

- **減食建議**：同時，盡量減少食用較硬食物及嚼食口香糖的機會。

- **睡前建議**：一旦發現自己處於高壓力時期，睡前應排除劇烈運動及飲用咖啡、茶和抽菸等因素，好讓自己有個輕鬆的睡眠及降低磨牙的機率。

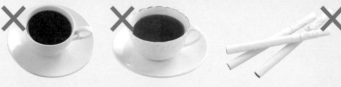

穴位按摩建議

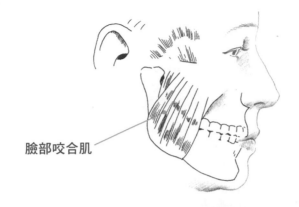

臉部咬合肌

動作 1

按摩臉部的咬合肌。牙齒咬緊時
臉頰兩側凸出處，也很有幫助。
（按摩時需兩側同時進行。）

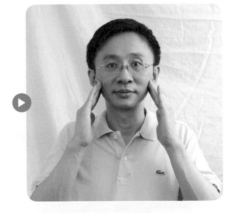

動作 2

按摩頭部兩側太陽穴附近。

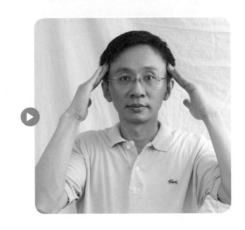

頸 部 疼 痛
新郎官的眼淚

這位不到三十歲的年輕人，外型看起來十分帥氣，但不能轉動的脖子，讓他心急如焚、不知所措。當治療進入到潛意識的部分，當下，他哭了。

再過幾天他就要結婚了，但就是這節骨眼，他嚴重落枕。

我想，有許多情緒就卡在他的頸部。宣洩過後，再經過電療輔助，脖子能自由轉動了。

後來他談起，不知自己為何會在治療中如此痛哭流涕，但無論如何，能夠神采飛揚地舉行婚禮，並且如願帶著新婚妻子到美國度蜜月，他高興極了。他原本以為，這一切將因他的落枕而全部泡湯。

雖然與他只是一面之緣，不過，他結婚前一天打電話來致謝，我充分感受到他的喜悅。這位大男孩說，我給了他一個最大的祝福。這個病例，雖已事隔多年，但那如釋重負後的一句謝謝，卻一直深深烙印在我心中。

✿ 只是落枕？

一般人對於頸部疼痛的處理方法，通常是使用止痛藥、肌肉鬆弛劑來治療症狀，或以熱敷、按摩、泡溫泉等來減輕不舒服。但頸部疼痛不會因藥物或按摩而不再發生，必須探究真正的病因。

頸部疼痛是健康的隱憂，特別有些健康問題是由頸部直接或間接造成的，如骨刺的形成、骨關節退化、手臂痠麻無力、頭痛、睡眠不好，甚至情緒不穩等，都會影響日常生活及工作，因此當頸部不適且有反覆發作的情形時，應請醫師找出原因，並予以正確的治療。

造成頸部疼痛的原因，包括肌腱受傷、韌帶拉傷、頸椎關節錯位、椎間盤突出、骨刺或骨關節退化、神經壓迫、血液循環及情緒、壓力；還有一些明顯的外傷，像車禍、運動傷害、職業傷害等，也會造成頸部的疼痛。在日常生活裡，也是隨時會有頸部受傷的危機：

▪ 如使用高度不當的枕頭、睡姿不良、平常坐姿或站姿不正確，造成脊椎側彎。

▪ 或長期處於同一姿勢，使肌肉及韌帶疲憊而受損。

▪ 在工作中固定一個動作反覆操作。

▪ 或身體習慣性的單側做事，造成身體兩邊肌腱失調。

若長期處於壓力中，加上運動量不足，造成頸部的肌肉常處於緊繃僵硬的狀態，會導致肌肉血管更加收縮而出現肌肉纖維壞死，脂肪粒沉積等病變。

這些日常生活的小傷害，如果不加以重視，並妥善處理，日積月累後，會使整個頸部肌肉更敏感，並加重肌肉的不正常收縮，繼續擴大肌肉病變、纖維化，使得肌肉變短、無力，甚至引發肌肉的病變及影響情緒，久而久之將會形成一種惡性循環。

在治療上除應減緩疼痛的症狀，讓患者能盡快地恢復正常生活外，更需重視病因的根除，來防止病症的反覆出現。肌腱、韌帶的受傷，可給予物理、藥物的治療；但若頸部病變是由脊椎關節錯位所引起的，就須由專科醫師來治療，在歐美地區，關節的復位是由脊骨神經醫學醫師來執行的。

將關節復位，才能停止關節錯位對關節的繼續磨損、頸部周圍軟組織的刺激及神經根的壓迫。而當椎間盤突出已明顯造成嚴重的神經壓迫時，患者就應接受手術治療。

保健
小叮嚀

現代人的生活總是緊張忙碌，情緒和壓力會加重頸部疼痛，在此提醒讀者，應從生活中調整步調，或接受心理方面的諮商，亦可藉由脊骨神經醫學裡的潛意識清理治療，來改善心理的不適。

此外，隨時提醒自己，在行住坐臥時，應盡量保持良好的姿勢，並注意均衡的飲食與適量的運動。

保健
DIY

1. 平躺

枕頭愈低愈好。

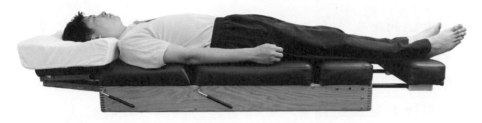

2. 側睡

需要較高的枕頭,讓頸椎與胸椎和腰椎呈一直線。

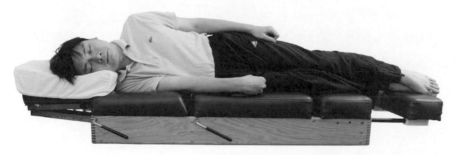

3. 趴睡

容易扭曲頸椎,應該避免。

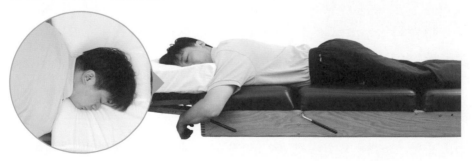

鞭打症
常見的車禍傷害

車禍的發生在今日可說是頻頻可見的，而無論是汽車或是機車事故，當車禍發生時，頸部脊椎會因受強大的外力影響，而像鞭子似的在剎那間大幅度的前後搖擺震盪，造成頸部脊椎及周遭軟組織的傷害。此傷害又通稱為「鞭打症（Whiplash Injury）。」

大部分的鞭打症病情並不嚴重，在接受適當的處理後能在幾個星期內復原，但也有大約百分之二十至三十的鞭打症患者無法痊癒，終生將與慢性疼痛共處。

當車禍發生時，身體的傷害常常因不明顯而被忽視，有些症狀在事故發生時馬上表現出來，而有些則在受創後數個星期，甚至數個月後才明顯化。

鞭打症有幾個常見的症狀，包括頭痛、頭暈、頸部及肩膀僵硬疼痛、雙手痠麻無力以及顳顎關節不適，這些問題如果未經妥善治療，將會轉變成相關的慢性疾病。而快速治癒鞭打症的關鍵，就是從了解鞭打症的形成開始。

讓我們先了解一下脊椎的結構。脊椎不僅支撐著人體的體重以及幫助我們活動，脊椎還保護著中樞神經系統，並讓從中樞神經延伸出來的神經根，由脊椎關節間孔伸展出來，以便控制肌肉、感覺

和內臟運作。脊椎柱是由二十五塊的脊椎骨組成，每節脊椎骨之間有一片椎間盤來幫助我們平衡活動時所造成的震盪；而脊椎的週遭有韌帶和肌腱等軟組織。

雖然脊椎整體上可以讓人體做出多種大動作，但事實上每一節脊椎關節只有少許幾度的活動範圍；當車禍發生的瞬間，巨大的外力會迫使脊椎關節過度移動，導致頸部及其他骨關節不同程度的受傷。

以由背後撞擊時的傷害過程為例，在受創的當時，車背椅會將背部與胸腔向前推擠，造成背椎自然的弧度被迫變直，並引起頸柱關節緊縮；接著在不到一秒的時間，在被撞擊的當事人還來不及反應時，頭顱與頸椎則用力往後甩，急速彎曲了頸椎，並造成脊椎骨關節的位移以及關節面的破壞，此時頸部的肌肉會反射式地繃緊以保護與防止頸椎脫臼；之後，頭顱又像彈簧似地向前反彈移動，這就是整個車禍傷害完整的過程。因此，鞭打症並不是限於車禍的時候才會發生，任何外力撞擊，例如運動時被推撞也會導致此症發生；同時民眾也應避免搭乘沒有頭枕的前座。鞭打症會造成組織的三種破壞：

肌腱 會受創	★ 大部分的車禍傷害都會有某種程度的肌肉拉傷。患處常伴有發炎、腫脹、僵硬與緊繃等現象。
神經 受傷	★ 如肌腱在受傷時快速地被拉扯，神經組織也可能被拉傷；而車禍造成的骨關節位移也可能壓迫、刺激到神經，引起無力與麻麻刺刺的感覺。

骨關節受創

★關節受傷所表現出的症狀不一，通常痛處就是關節受創之處，但有時反射痛也會延伸至受創處以外的地方，如肩膀和手臂的疼痛通常來自於頸關節的錯位。

治療上，應找尋具有肌腱與神經等軟組織、骨關節及其相關功能之專業醫療人員來諮詢、醫治。在美國大部分的車禍傷害都是由脊骨神經醫學醫師治療，該科醫師不僅可以正確地診斷出肌腱、神經和骨關節所造成的破壞，並且能將錯位的骨關節回位，以減少關節面的磨損與神經根的刺激，同時復健肌腱來回復其正常的功能。

保健小叮嚀

今日的科技產物，如安全氣囊、ABS 煞車系統，以及特殊的車身結構等，雖然有效地減少傷亡，但是卻無法防止鞭打症的形成。因此，如果懷疑自己患有鞭打症，應該盡早尋求脊骨神經醫學醫師的幫助，以確保自身的健康。

頸圈的使用應該是在剛受傷的第一週，或者是受傷期需要搭乘高速的交通工具時使用，而不應該在任何其他時間使用，以免頸椎活動受限，導致頸部肌肉僵硬，影響血液循環運作。

脊椎側彎
角度問題

> 大部分的脊椎側彎都是意外發現的，可惜的是，因發現的有些稍晚，脊椎的彎曲已達到相當的程度，當脊椎嚴重彎曲時，除了手術以外，想回復正常幾乎是不可能的。

當我還在美國執業時，曾經有一位十七歲的女孩，拿著自己的零用錢來看病。她沒有讓父母親知道這件事，因為他們正忙著離婚，無暇照顧她。女孩的脊椎側彎已超過四十度了，從她外在的身型上已可明顯看出。正值發育期的尷尬，暗自憂慮的心思，父母竟疏於注意孩子，她必須獨立尋找醫療幫助，實在令人心疼。直到零用錢花盡，她的治療也停止了。

三年後，我返台開業，因緣際會，有一天看到一對父女前來，竟然就是這個女孩，她的父親在親友介紹下，帶她來到台灣就診。沒想到竟可以在台灣見到她，這樣的巧合，真讓我覺得驚訝！可幸的是，她不必再自籌醫療費了。但遺憾的是，經過三年，她的脊椎已經彎得更加嚴重。在來台診治前，她已經動過一次刀，但沒有成功矯正。父親警覺到情況的嚴重性，帶著她尋求另一個醫療途徑。

錯失了黃金治療期，其實她這一次來台就醫效果已很有限，雖能略加改善，但無法完全矯正回來，而且必須長期復健及保養。她已念大三，學業不能荒廢，療程隨著她的回國也就此打住。

✳ 及早發現及早治療

　　脊椎側彎不僅有損外觀,對健康的影響更是深遠,例如腰痠背痛、頭痛暈眩、四肢痠麻、呼吸困難、內臟壓迫、體能衰弱等,都是與脊椎關節偏差有關。

　　脊椎側彎好發於發育期間,女性患有此問題的機率是男性的七倍,因為早期症狀並不明顯,很少有患者能察覺自己脊椎的偏差。大部份的脊椎側彎都是意外發現的,可惜的是,因發現的有些稍晚,脊椎的彎曲已達到相當的程度,當脊椎嚴重彎曲時,除了手術以外,想回復正常幾乎是不可能的。

　　因此,預防脊椎側彎最好的方法就是及早發現,即時治療,做父母的應該要學習為自己的小孩做簡單的脊椎檢查,來確定孩子的脊椎健康。以下列出四項脊椎側彎自我檢測方法:

保健
DIY

1.站立檢查法

面向鏡子,全身放鬆,雙腿併攏站穩,觀察是否出現左右肩膀高度不一致(*此方法建議可裸身檢查更為準確*)。

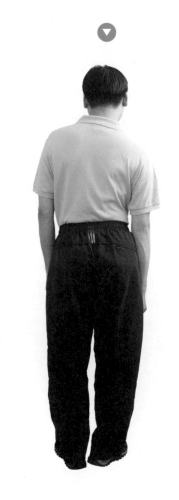

2. 臥床檢查法

在床上俯臥，全身保持直線，請他
人檢視你的雙腿是否有長短腳的現
象。

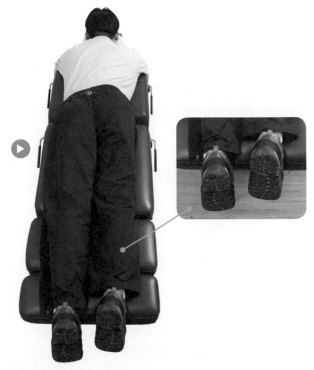

3. 彎腰檢查法

脫下外衣站直，身體向下彎，雙手
自然下垂，並暫時保持此動作，請
他人幫你看看是否脊背高度不一，
左右有沒有在同一水平面上。

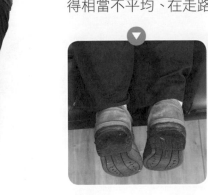

4. 鞋底檢查法

頭部經常往同一個方向傾斜、兩隻鞋跟磨損
得相當不平均、在走路或是跑步時動作不順。

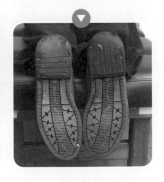

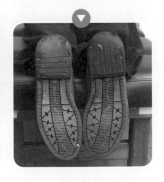

如果出現以上情況則表示脊椎可能有偏斜，應立刻找專科醫師
接受更仔細的檢查及治療。

脊椎側彎除了骨科以外，脊骨神經醫學是脊椎側彎患者求助的另一選擇，其在脊椎側彎的整治經驗已有一百年以上，美國有九成的脊椎整治是由脊骨神經醫學醫師執行的，當脊椎側彎低於四十度，可應用脊骨神經醫學的脊椎矯正術來改善。

保健 DIY

充足的休息和睡眠，均衡的飲食以及適度的運動，對於脊椎的保健也是相當重要。此外，在預防上，平時保持正確姿勢仍是避免脊椎偏斜的不二法門。

1. 搬提重物

建議民眾在搬重物或是提物品時，應將雙膝彎曲，腰部要盡量保持直線，勿過度彎腰。

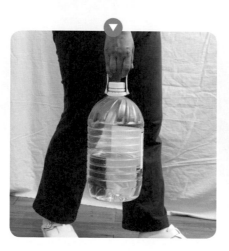

2. 高處取物

拿高處物品時，多利用梯子或是椅子墊高。

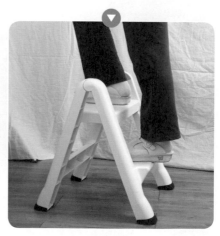

保健 *DIY*

3. 肩膀或手提物

肩上背包或手上所提物品應常換邊；保持正確站姿、坐姿與走路姿勢，勿彎腰駝背。

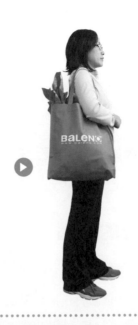

4. 平躺睡姿

仰睡時，枕頭的高度不宜過高，才不會影響頸椎的自然曲線。

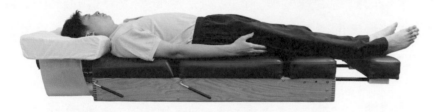

5. 側睡姿勢

側睡時，應用較高的枕頭來減少頭部及肩膀的壓力，並將膝部稍微彎曲，以減少背部的壓力。

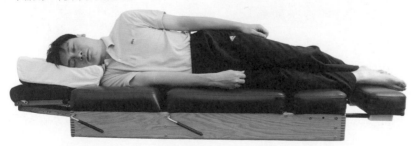

〔脊椎側彎〕角度問題

認識脊椎側彎

・**正常的脊椎**：由正面或背面看都應是在一條直線上。

・**脊椎側彎**：如有向兩側（*左或右*）成「C」型或「S」型彎曲，且彎度有達到10度以上，則稱之為「脊椎側彎（Scoliosis）」。

・**脊椎側彎好發年齡及比例**：於8到18歲之間，但幼兒脊椎側彎也並不罕見。大約4.5%的人口有脊椎側彎的問題。

❋ 脊椎側彎的成因

在所有的脊椎側彎中約80%屬於青少年原發性脊椎側彎，也就是說這類側彎原因不詳，或是由多種因素結集所造成。發育時期的軟組織韌性強度是一個關鍵。正值發育期的青少年因骨骼急速成長，如果肌肉發育的速度與強韌度無法跟骨骼成長成正比時，脊椎便容易向一邊彎曲發展。醫界目前還未發現造成脊椎側彎的所有原因，而已知的原因，則包括：

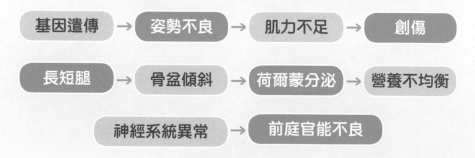

女生脊椎側彎是男生的7至10倍，除了荷爾蒙，女性肌力較男性差，也是一個致病機制。如本身也有因摔跌撞或姿勢不良，所引起的脊椎關節錯位，便會導致脊椎骨骼受力不平均，以及脊椎兩側肌肉收縮不對稱，將進一步引發脊椎側彎。

營養不均衡也與脊椎側彎有關。蘇聯科學家發現患有青春期脊椎側彎的孩童其糖份攝取量是正常孩童的 4 倍。糖份將取代有強化骨骼發育的蛋白質聚醣（Proteoglycan）被身體吸收，因此可樂、糖果等高糖份零食會使發育的軟組織韌性較差，受力較差，因此脊椎側彎患者必須避開所有的零食。

✱ 脊椎側彎的診療

由於 10 度以上的側彎都是由 10 度以下的小度數開始，因此不可輕忽。定期針對 8 到 18 歲之間的學生進行脊椎檢查是有必要的。除了向兩側彎曲，脊椎的椎體也會旋轉偏離中心位置。帶旋轉的椎體會推擠兩旁的肋骨，導致胸部骨架變形，並擠壓胸腔的空間，影響心肺功能的運作，甚至形成駝背的體態。

輕度脊椎側彎者多半沒有症狀，所以並不容易被發現，而當發現明顯脊椎側彎現象時，則已經惡化到有一定的程度了。常見的脊椎側彎的症狀包括：體態扭曲變形，導致腰、背、肩部疼痛，甚至出現背部疲勞無力、胸悶、呼吸不順、腸胃不適等症狀。

如果未能及時控制脊椎側彎的惡化和改善骨關節的運作，則可能提前導致關節退化、磨損、骨刺形成，骨骼扭曲變形，使心肺受壓迫，而出現各種慢性疾病，如高血壓、心臟病等，甚至容易感染肺炎，也有可能變成肌力減弱、萎縮，以及因外觀不良引起的心理問題。根據醫學研究數據發現重度脊椎側彎者平均減少 14 年壽命。

脊椎側彎屬於惡化性疾病，也就是說它持續不斷在惡化。最常見的情形是每六個月惡化六度，屬於良性。當惡化速度明顯大於此數字的時候，例如六個月增加 15 度，脊椎變的相當不穩定，屬於惡

性。當脊椎側彎嚴重影響呼吸或心臟功能時，便可能會需要提早進行手術來避免生命威脅。

由於脊椎側彎是由基因、創傷、姿勢、發育、營養等綜合因素所引起，在治療方面也應多管齊下，而且越早期治療，治癒率越高。脊側側彎的治療方式又可分為「骨科脊椎矯正手術」和「脊骨神經醫學的徒手矯正術（Chiropractic Spinal anipulation）」。

當脊椎側彎低於 40 度時，傳統的骨科治療大多以觀察為主，每隔六個月將 X 光記錄患者惡化的度數，直到脊椎彎曲到達 40 度時會建議患者接受開刀手術矯正。

◎ 把握18歲前黃金治療期

脊骨神經醫師則認為應積極把握脊椎側彎未達 40 度前這段時間施以非侵略性治療。18 歲以前之所以視為黃金治療期，主要是因為雖然這段時期脊椎較柔軟，所以容易惡化，但也因為此柔軟度讓脊椎的可塑性變高，增加脊椎側彎矯正的成功率。因為及時接受專業的脊骨神經科醫師的治療，75%的患者有遞減度數的機會。其中側彎度數較小的會比度數較大的容易治療及改善。

脊骨神經醫學採用保守治療方式包括脊椎關節矯正、物理治療、運動治療。治療期間，患者必須每隔 4 至 6 個月定期 X 光追蹤檢查脊椎側彎的進展，並調整治療內容及頻率。將脊椎側彎的惡化緩慢下來，進而停止脊椎繼續側彎，甚至於減少側彎度數是此階段的治療目標。如果在接受治療後遇到瓶頸或有繼續惡化的傾向，則須以脊骨神經醫學的保守治療方式，搭配穿戴特殊背架來進一步控制脊椎側彎。

脊骨神經醫學治療前後比較

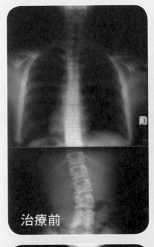

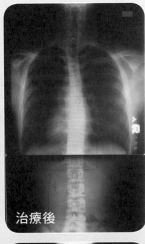

治療前

治療後

治療前
15 度 ➡ 治療後
6 度

◀ 胡 X 正治療前後比較

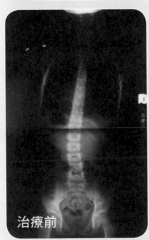

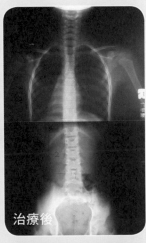

治療前

治療後

治療前
17 度 ➡ 治療後
0 度

◀ 葉 X 安治療前後比較

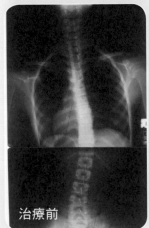

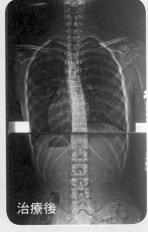

治療前

治療後

治療前
24 度 ➡ 治療後
8 度

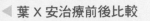

◀ 張 X 欣治療前後比較

◎ 成年期脊椎側彎

成年期 18 歲以上因脊椎骨骼發育多已成熟，惡化速度漸漸緩慢甚至於停止（但不代表未來不會再度惡化）。在此階段的治療，脊椎側彎度數遞減幅度會因脊椎的柔軟度較差而變小。除了控制脊椎側彎，治療此年齡層的目的是改善側彎造成的骨關節錯位所引起的身體疼痛、生理異常和心肺功能不足。由於脊椎側彎患者將長久因人體功學異常而產生各種不適，定期的脊椎保健來防止脊椎骨關節退化、肌腱發炎、神經壓迫以及改善生活品質是有必要的。

◎ 如果脊椎側彎超過40度

40 度對於脊椎側彎患者是關鍵數字，因為脊椎骨從此將容易急速惡化。嚴重時還會壓縮胸腔空間，擠壓心肺等器官。如果側彎度數過大（超過 40 度以上）並且有快速惡化之餘，或保守治療無效，或已經開始有心肺功能和神經系統上的影響則需評估以手術矯正脊椎側彎。但也需考量患者是否已發育完成，以免過早手術遞奪患者長高發育的機會。

✽ 手術前宜三思而行

雖然脊椎側彎骨科手術治療已更加完善，但是仍有許多手術的複雜問題值得思考。手術包括麻醉、切開皮膚及皮下軟組織、在脊椎骨置入鋼釘和安裝鋼條架（Harrington Steel Rod）來矯正彎曲的脊椎，之後再以骨頭融合術（Bone Graft and Spinal Fusion）以穩固骨骼。

因為鋼條架住的關係會使所含蓋範圍的脊椎關節，因受固定而

失去正常的活動功能，除了會使上半身活動僵硬不便，受固定區域的週邊肌肉，則會因為不再使用而逐漸痙攣、萎縮。術後的患者時常會抱怨無法承受久站或久坐。再則脊椎側彎的頭尾兩端沒有被鋼架固定的關節，則需負責更多的關節活動度數，容易過度磨損並導致提早關節退化。

脊椎手術後遺留下的疤痕和結締組織將容易有收縮的問題，並造成患者長期背痛。因此我認為每位患者都有不同的需求，有人肯定需要骨科手術，也有人僅需保守性治療而過著正常人生。建議若有脊椎側彎困擾的患者，在決定手術之前，務必與醫師討論手術的流程、效能、風險與副作用。

脊骨神經醫學常見 Q & A

Q / 有必要定期接受脊骨神經醫療嗎？

A： 是的。一般我們的脊椎在我們清醒時是處於持續受壓狀態。不當舉重物的姿勢、不良站姿或坐姿、意外、跌倒或是上下顛簸或其他原因，都會造成脊椎的負擔，而處於現今污染環境及緊張忙碌的生活中，生理和心理壓力更是明顯。定期的診治有助於及早發現問題，並恢復脊椎相關神經肌肉骨骼功能的健全、增強抵抗力，讓身心達成平衡。

絕非老毛病

> 當腰痛復發時，務必讓醫師找出其發病原因，並予以適當的治療，以減少復發的機會與腰痛的困擾，切勿以「老毛病」等閒視之，讓腰痛的問題日漸惡化。

這位年輕的女律師，讓我印象深刻。第一次就診時，是先生和母親扶著她歪歪斜斜地走進診間來。老毛病的腰痛讓她經常坐立難安，不得不請假在家休養，面對著無法發揮法律長才的她，表情看起來顯得十分無奈！

✽ 她想要第二意見

這位女律師曾經去過很多家醫院求診，大部分的醫師都建議她開刀，在無可奈何之下，選擇了一家大型醫院，並排定開刀日期，但在入院之前，她一直覺得，開刀應非唯一答案！她需要第二意見。

透過輾轉的介紹來到我診所持續診治後，由於疼痛改善不少，她取消了開刀。

開刀是消除症狀的方法之一。由於她的關節錯位，導致椎間盤受力不均，形成突出，以致壓迫神經，疼痛於焉產生。藉由開刀，把壓迫神經之處作部分切除，椎間孔可能獲得改善。

然而依我專業的看法是，既然是關節錯位引發的問題，就必須

把關節矯正回來，才是根本之道。透過矯正，椎間盤突出角度變小，或雖無法變小，但因關節回位，椎間孔就會維持較大的通道，不再壓迫神經，疼痛自然解除。如此一來，腰痛便在開刀之外，找到另一個療癒的空間。

腰痛十分常見，此症就醫求治的頻率僅次於感冒，根據國外統計指出，每十個人中有八個人會有不同程度的腰痛，而百分之九十五的腰痛患者，會有復發的現象。腰痛不僅痛苦、惱人，還會影響到日常的生活作息及工作效率。

多數的突發性腰痛通常不太嚴重，不久後即可自癒，恢復正常；但如果症狀持續數日而未減輕，那就應該找醫師治療，萬不可掉以輕心。特別是**習慣性腰痛的患者，更需注意，當腰痛復發時，務必讓醫師找出其發病原因，並予以適當的治療，以減少復發的機會與腰痛的困擾**，切勿以「老毛病」等閒視之，讓腰痛的問題日漸惡化。

✳ 低風險的療法

造成腰痛的原因，包括老化、肌腱抽筋、拉傷、坐骨神經受到壓迫、脊椎疾病、意外傷害（*如車禍、摔跤、工作受傷*），或由器官引起的反射疼痛、心理壓力、姿勢不良、搬重物、運動不當等。

醫師可依患者的病史、透過脊骨、神經系統的檢測來診斷病因，必要時可進一步安排驗血、X光攝影、核磁共振，來評估有無脊椎不當彎曲、關節錯位、椎間盤突出、骨折或關節退化（*即骨*

刺）等現象。

　　在治療上，除因骨折或嚴重的椎間盤突出壓迫神經，須接受外科手術處理外，一般可採取較保守及低風險的藥物療法、物理治療及脊骨神經醫學療法（chiropractic treatment）。藥物使用及物理治療在醫治腰痛方面，有消除症狀及舒鬆筋骨的效果；如果症狀無法根除、腰痛反覆出現時，恐與關節錯位、椎間盤突出或退化性關節炎有關，須接受脊骨神經醫學療法的醫治。

　　在美國西醫的領域裡，脊骨神經醫學是治療慢性疾病的主流醫學，且是最被肯定的自然療法之一，更是神經、肌腱與骨關節疾病的專科醫學。多項國外的研究報告顯示，脊骨神經醫學療法在治療腰痛上，比服用消炎止痛藥、物理治療更為安全、有效且快速，更有高達百分之九十的腰部脊椎手術案例，如椎間盤突出、骨刺等，若在早期發現後，即予以脊骨神經醫學的脊椎矯正來治療，患者就可免除開刀的痛苦。

保健 DIY

1. 每日維持運動

平時，要保持適當持
續性的運動，注意暖
身及選擇適合自己體
能的運動，如步行、
游泳。

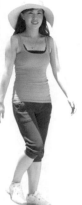

2. 均衡的飲食

可多攝取強化骨
骼的礦物質及
鈣質，例如：
小魚乾、魩仔
魚等。

3. 維持正確的姿勢

可每一、二小時就變
換站的角度或姿勢，
久坐者最好每小時做
一分鐘的伸展活
動或起來走
動一下。

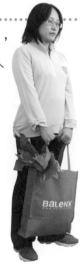

4. 避免搬重物

以免加重脊椎的負擔，
如此，就可擺脫擾人
的腰痛問題。

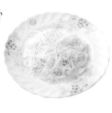

5. 適當的休息

6. 腰部保健

7. 若出現腰痛

提醒您一旦腰部出現痠痛、肌肉
或關節有不平衡、筋骨伸展範圍
受限、容易閃到或受傷、四肢無
力等情況，應及早就醫診治，以
免加速關節損傷及退化，影響正
常功能。

〔腰痛〕絕非老毛病

101

腰椎受力比較表

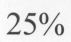 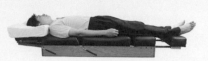

25%

平躺的腰椎受力：當我們平躺著的時候，椎間盤受到的壓力是最少的。

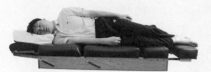

75%

側躺的腰椎受力：側躺時，腰椎受到的壓力會比平躺的三倍。

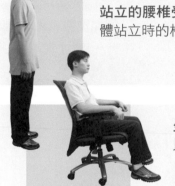

100%

站立的腰椎受力：為了便於比較，我們將人體站立時的椎間盤壓力定義為100%。

140%

坐在有靠背椅子上的腰椎受力：比站著時多了40%的壓力。

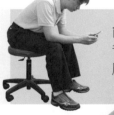

190%

前躬坐姿（無背椅）的腰椎受力：坐在背部毫無支撐的椅子時，椎間盤承受的壓力會高達190%。

275%

手持重物瞬間起身時：腰椎受力是站立時的2.75倍

*資料來源：醫學博士Theodor Peters，
以及Vogel教授

腰脊椎或軟組織損害
腹痛的元凶

腹痛是相當常見的症狀，而其背後的病因包括腹腔臟器病變，如子宮、卵巢、陰道、膀胱、尿道等發炎，以及腰部脊椎或軟組織異常。

通常一有腹痛的症狀，大多數患者一定會先至內科、婦科或是泌尿科進行檢查，但若找不出腹痛的原因，則有可能是患有「腰源性腹痛」。

「腰源性腹痛」就是由腰部脊椎或軟組織損害引起的腹痛，腰源性腹痛在臨床上並非少見，但文獻報導不多。由於腹痛常會掩蓋腰痛，所以容易造成找不出原因或誤診為胃腸方面的疾病。「腰源性腹痛」可以表現為陣痛或持續性疼痛，有些患者還伴有噁心、嘔吐、腹脹，或是頻尿和排尿不易等症狀；嚴重者腰無法伸直，甚至於影響月經或感到腹腔的器官有下垂的感覺。

在分辨腰源性腹痛時，應注意以下幾點：

· 了解發病前，有否扭傷腰部，或其他意外傷害。
· 腰源性腹痛通常沒有急性腹腔炎症狀，如輕觸腹部即產生極度疼痛。
· 腰源性腹痛通常會在腰部找到敏感的壓痛點。
· 一般血液與尿液檢查均屬正常數值。

造成腰源性腹痛的原因包括：骨關節錯位、肌腱或韌帶扭傷，

腰椎神經根受到刺激或壓迫，骨刺、腫瘤，以及椎間盤突出；其中又以腰椎和骨盆關節錯位最為常見。除了不良姿勢、習慣性的用身體的一側做事或提重物，日常生活中難免會有跌跤、工作或運動傷害，甚至於車禍，或在懷孕及分娩時腰部的負荷增大，而引起腰骨關節錯位和周遭軟組織拉損。

　　腰椎骨關節錯位不僅可以刺激腹膜造成腹痛，它還會造成腰椎神經根的刺激，引發關節炎，導致骨刺以及椎間盤突出。另外，腰椎關節錯位也常引發子宮、卵巢、陰道、膀胱、尿道的發炎，和造成這幾個腹腔器官的免疫力下降而容易受感染。脊骨神經醫學醫師在治療腰源性腹痛時，能準確地診斷出錯位的腰椎關節，並予以復位來解除神經根及腹膜的刺激，同時應用物理治療的診治來改善腰部軟組織的機能。

脊骨神經醫學常見Q&A

Q／脊骨神經醫學醫師的訓練可以和內科醫師訓練相提並論嗎？

A：是的。脊骨神經醫學醫師跟其他主要醫療提供者一樣，都必須經過嚴格醫學專業教育。如想獲得脊骨神經醫學學位，必須先完成醫學預科學業，再申請進入合格的脊骨神經醫學學院，停業年限及要求與一般醫學院無異。實習醫生必須完全熟悉精密診療儀器的使用，如X光、病理化驗及最先進的醫學相關科技，在醫學院畢業後，脊骨神經醫學醫師還必須通過美國國家及州政府的專業考試，並取得醫師執照後始可執業。

保健
小叮嚀

為預防與改善腰源性腹痛,平時應注意以下生活安全守則:

1. 良好的姿勢

隨時注意身體要維
持良好的姿勢,避
免搬重物。

2. 經常做運動

常常運動可以促進腰部血液循環
順暢,尤其是固定做仰臥起坐與
抬腿提臀,以強化骨盆及腰椎關
節的結構。

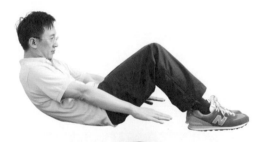

3. 不忽視尿意

改變憋尿的習慣,有尿意要立即
到廁所排掉,維持生理正常運作。

4. 按摩和熱敷

最好每天按摩或熱敷約 20 分鐘,
讓腰部及下腹也能放鬆肌
肉及神經組織,
舒緩腰椎不適
的症狀。

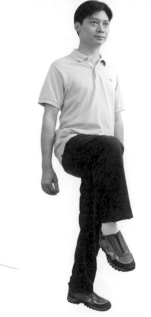

〔腰脊椎或軟組織損害〕腹痛的元凶

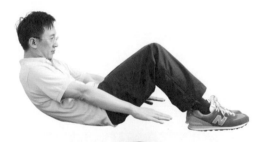

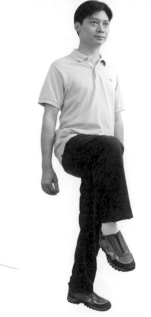

胸 悶 痛
我得用力呼吸

一旦胸悶發作時，建議患者盡量保持鎮靜與放鬆心情來緩解病情，並迅速前往胸腔內科或心臟科接受完整檢查與治療。

胸悶、呼吸困難是個令人恐慌的症狀，無論是在睡眠時、從事靜態或是動態的活動中，都可能發生胸悶，原因包括心律不整、急性心肌炎、狹心症、氣喘、肺炎、感冒、過敏、疲倦、肥胖、胃潰瘍、情緒壓力、膽固醇過高、脊椎側彎、肋肌炎和脊椎與肋骨相接的骨關節錯位等。因為心肺疾病攸關生命，一旦胸悶發作時，建議患者盡量保持鎮靜與放鬆心情來緩解病情，並迅速前往胸腔內科或心臟科接受完整的檢查與治療。在經由這兩科專業醫師的確認，並刪除心肺疾病的可能性之後，則建議患者請脊骨神經醫學醫師進行脊椎、肋骨與肌肉方面的檢查。

脊骨神經醫學認為，胸椎與肋骨關節錯位是造成胸悶最常見的主因。胸腔是由胸椎與肋骨構成其外圍，當這些骨關節有錯位或位移時，將限制胸腔的活動力，減少肺活量，並且對心臟產生壓迫。由於攝氧不足，容易導致呼吸以及心跳頻率上升，患者不僅感到氣喘不上來，還可能伴有疲倦、虛弱、慌張、心悸等不適。

另外，長期的用力呼吸，則會造成肋骨與肋骨間的肋肌過度使用，而引起肋肌炎，更加惡化胸悶的問題，這些情形對於患有脊椎

側彎或駝背者更是明顯。再者，由於控制心、肺、胃、支氣管，以及橫膈膜的神經源始於胸脊的神經根，當胸椎的骨關節有錯位時，除了將影響胸腔器官的正常運作，還可能導致心律不整、氣喘、胃潰瘍、免疫力下降，並引起胸悶痛的症狀。

對於骨關節錯位所形成的問題可藉由脊骨神經醫學的手法治療（Chiropractic Adjustmeat）來予以解除。**脊骨神經醫學的手法治療是一種高速度，低震幅，輕巧及溫和的關節矯正技術，而其目的為將錯位的骨關節回復到正確的位置來改善關節的活動力，以及減少關節錯位對神經所造成的刺激，因此達到改善神經功能的作用。**

情緒壓力也是會造成胸悶。當情緒產生時，不僅肩、頸和背部等情緒肌肉容易緊縮，導致胸腔的骨關節錯位，還會造成血管收縮、自律神經與多處器官為因應壓力而做調節，所引起的呼吸急促與胸悶。此外，壓力也會造成身體對氧氣的需求增加，促使呼吸更加用力與頻繁，並引發肋肌的過度使用或發炎。

對於情緒壓力所造成的胸悶，可經由運動或緩和的呼吸來減輕，或者藉由脊骨神經醫學之潛意識清理療法（詳見本書 P.249），來清除被壓抑住的情緒包袱，使呼吸不受情緒壓力的干擾。除了關節錯位和情緒壓力，不當的飲食習慣也與胸悶有關，如油炸與脂肪含量高的食物容易造成膽固醇過高，並影響血壓、血濃度以及載氧功能；時常食用糖及澱粉類容易降低免疫力，並導致呼吸器官的感染和過敏；三餐不定食不定量，或者吃得太急、太快，極易引起胃痙攣和胃潰瘍，並影響橫膈膜的正常活動；而抽菸則會直接破壞肺臟與支氣管。

1. 日常保健

提醒患有胸悶痛的民眾，平時三餐應定時定量、均衡攝取不同的食物，盡量力求清淡及禁止抽菸。此外，應多食用魚類、魚油及蔬果，以及改善血液功能，降低體脂肪，都有助防止胸悶痛的發生。

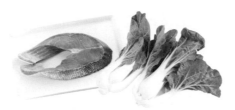

2. 運動保健

另外，擴胸運動、伸展操、到健身房加強背肌及肩胛肌的訓練，都對患者有所幫助。

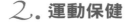

3. 按摩保健

按摩胸部則不可或缺，以指腹環繞乳房四周到腋下揉按，以順時鐘方向或逆時鐘方向按摩約 5 分鐘，使肌肉放鬆、淋巴暢通，對身體有很好的助益。基本上，淋巴區涵蓋整個胸部，包括乳房及腋下。

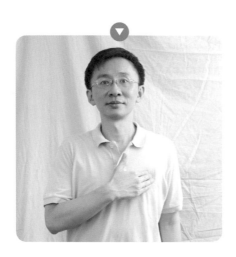
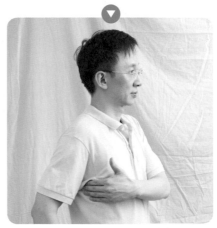

4. 呼吸保健

人體的橫膈膜是一塊較大的肌肉，如能常做深呼吸或練習腹式呼吸（腹式呼吸法是指吸氣時讓腹部凸起，吐氣時壓縮腹部使之凹入的呼吸法。），早晚各十至二十次，也是很好的運動方式。

身體躺平或坐或站皆可，雙手可輕輕放在腹部上方，便於感受腹部凸起或凹下的感覺。

動作 1

吸氣時讓腹部凸起，吐氣時腹部自然凹下，將注意力放在感受自己的呼吸上面。

動作 2

呼氣要和緩順暢、不要太用力，呼氣要比吸氣速度慢，用鼻子或嘴巴都可以。

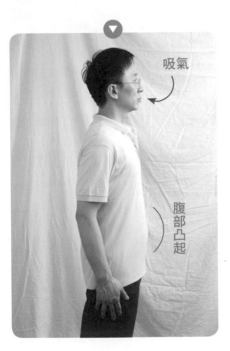

吸氣

腹部凸起

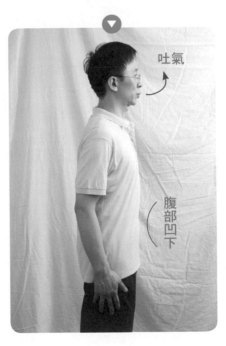

吐氣

腹部凹下

〔胸悶痛〕我得用力呼吸

109

肌腱炎

輕鬆一下吧！

「手肘先著地，造成骨頭有點裂掉，醫生先幫我打石膏，一個月後，石膏拆掉，我的手居然伸不直了……」五十幾歲的太太，一臉憂愁地對我說。

其實只要把情緒記憶去除，手自然就能伸直了。但如果這樣的因子久久未去除，慢慢就會演變成慢性肌腱炎。

✤ 心理影響生理

這位太太的傷處，略呈九十度彎曲。醫生們原先評估，以她的受傷程度應可復原，也許是因為一個月來肌肉沒有活動導致縮短，所以，無法伸直。因此為她進行熱敷、按摩、電療等物理治療。又經過兩個月，她的情況仍無起色。

其實先前醫生的診斷及醫療都非常正確，而她關節的角度也十分正常。之所以無法伸直，主要是因為她跌倒那一剎那的情緒，還存在於她的肌肉裡沒有放鬆，還緊緊地在保護她的關節，這是身體的自然本能。所以，只要把情緒記憶刪除，手自然就可以伸直了。但是如果這樣的因子久久未能刪除，慢慢就會演變成慢性肌腱炎。

✤ 膠原組織立大功

網球肘、高爾夫球肘、五十肩、媽媽手，以及後腳跟痛都是十

分常見的肌腱炎。這些問題雖然不會危及生命，但會嚴重影響生活品質。

肌腱是肌肉末端連接骨骼的一段膠原組織，由於關節活動需要靠肌肉的牽引，因此通常活動量大的地方都有肌腱，但也因為活動量較大，肌腱的受力與磨損也相對地增大。當肌腱受到像車禍或運動受傷等外力的影響，或者如長時間的反覆執行同一個動作所累積的小創傷，都可能造成肌腱組織發炎，也就是所謂的肌腱炎。

肌腱炎好發於腳踝、膝蓋、肩膀、手肘，以及手腕四周的肌肉與韌帶。當肌腱發炎的時候，患部通常會有疼痛、紅腫，與發熱的症狀。雖然使用消炎止痛的藥物可減少患者的痛楚，但找出發炎的原因，並予以適當的治療才是正確去除病根的方法。

造成肌腱炎的常見原因除了同部位肌肉的過度使用外，外力創傷、骨關節的錯位也容易導致肌腱發炎。當身上的任何一個關節的位置偏差時，周遭的肌肉群便會失去協調性，產生肌肉過緊或無力現象，並使肌腱的受力負荷大而容易受傷。**另外，血液循環與淋巴的流暢也會因為關節錯位而受阻礙，並使發炎的過程惡化。**

此外，營養不均衡，特別是蛋白質和鈣的攝取不足，也會導致肌腱炎的發生。因為肌腱的細胞結構將會變得較不堅韌而容易受破壞。因此，患有肌腱炎的人應重視營養的攝取以及腸胃的健康。

在治療肌腱炎患者時，脊骨神經醫學醫師會診斷出肌腱損傷的原因，並且將錯位的骨關節回位，及施與物理治療和復健，來回復肌腱的正常機能。

1. 當肌腱炎發生時

患者可以應用 RICE（Rest, Ice, Compression, Elevation） 來減緩肌腱的破壞。也就是說當肌腱受傷時馬上停止患部的活動，並予以局部冰敷，再利用彈性繃帶將患部包紮加壓，並將患肢抬高來減少發炎與腫脹。

2. 運動前做好暖身動作

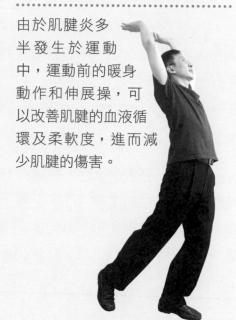

由於肌腱炎多半發生於運動中，運動前的暖身動作和伸展操，可以改善肌腱的血液循環及柔軟度，進而減少肌腱的傷害。

3. 選擇合適的好鞋及護具

選用一雙合適的好鞋，也有助於預防肌腱炎的發生。好鞋的基本條件為：防滑、合腳、吸震、重量輕。

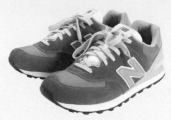

4. 手部握法要正確

而工具與運動器材的正確握法、使用方法也會影響肌腱的受力。因此喜好運動的人及機械操作人員，應學習如何保持正確的方式與姿勢，避免對肌腱的傷害。

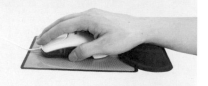

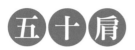
手怎麼抬不起來了

五十肩的致病機制是多元的，因此需要多種治療方式的搭配。脊骨神經醫學認為肩部及其周遭的骨關節錯位會負面影響肩部人體功學，造成關節及肌肉的過度負荷並發炎以及降低關節活動度，所以治療的重點應於漸漸恢復肩膀的活動度、消炎並減輕疼痛及增強肌力。

58 歲的張先生經常覺得右肩膀痠痛，因此導致右手也無法舉高、抓背或拿取高處的物品，尤其是在晚上睡覺時，也會因為右手疼痛而無法往右側躺著睡，後來經醫師診斷是五十肩的問題，並建議他接受復健治療。張先生經過了六個多月的復健治療，肩膀疼痛僅有小幅的改善，後來試著接受中醫的針灸治療，但進步的幅度有限。

張先生看見困擾太太多年的坐骨神經痛，是經由脊骨神經醫學的治療而痊癒，因此決定由太太陪同，向脊骨神經科醫師求助。脊骨神經科醫師檢查他的肩膀狀況後，發現除了有五十肩常見的肩膀肌肉發炎現象之外，還有鎖骨、肩胛骨、頸椎、胸椎、第一節肋骨以及肩關節，均患有骨關節錯位，後來經由脊骨神經醫學的治療，現在已不再受五十肩所苦，並且回復所有的日常的生活活動。

❋ 五十肩的致病機制

肩膀是人體活動量和活動幅度最大的關節，也因此成為最常受

傷的部位。**五十肩是多種肩膀疼痛或活動度受限問題的俗稱，較易發生於 40 ～ 60 歲左右的人。**病人會感覺到肩關節的活動受限，日常生活活動困難，如梳頭、拉拉鍊等，甚至晚上睡覺亦感困擾，經常會無意識壓到患側肩膀而痛醒。

致病機制可依肩部關節囊（joint capsule）、滑液囊（bursa）、肌腱軟組織以及肩部骨關節等不同部位出現受損發炎的情形。五十肩又有以下不同的名稱：

冰凍肩
frozen shoulder

沾黏性關節囊炎
adhesive capsulitis
of shoulder

肩膀旋轉肌症候群
rotator cuff syndrome

肩峰下夾擊症
shoulder impingement

肩關節周圍炎
Periarthritis

因肩膀疼痛而就診的患者中，約有七成患者是屬於「肩膀旋轉肌症候群」或「肩峰下夾擊症」。

肩膀旋轉肌又稱為「旋轉肌袖（rotator cuff）」，包括棘上肌（supraspinatus）、棘下肌（infraspinatus）、肩胛下肌（subscapularis）、以及小圓肌（teres minor）。其主要功能是穩定肩

膀關節（盂肱關節）以及將手臂（肱骨）向外旋轉和上舉。由於肩峰下的空間天生設計相當有限，尤其是當手舉高過肩時，此空間還會進一步縮小，因此旋轉肌袖和披覆其表用以減少磨擦的滑液囊會在肌肉活動過程中，將重複的與位於上方的肩峰骨撞擊。

像這樣重複的肩膀上舉活動和過度使用、或外傷以及個人肩膀關節的結構差異（例如之前提到的肩峰下的空間過於狹小），均可能會導致旋轉肌袖損傷，此又稱為「肩膀旋轉肌症候群」。

而因磨擦發炎而腫脹的滑液囊和旋轉肌腱會佔用更多空間，造成肩峰下的空間更加狹窄，使得這些軟組織在舉手動作的過程中反覆被夾擊，即稱為「**肩峰下夾擊症**」。

「肩膀旋轉肌症候群」和「肩峰下夾擊症」時常合併發作，但也可分開發生。所以經常需要將手舉高過肩做事的人，例如：搬運工、油漆工、畫家，和從事網球、棒球、游泳和舉重的運動員，以及當跌倒時，手臂伸直著地等外傷都可能引起肩膀旋轉肌症候群。其他因素包括人體功學異常、肩膀肌肉不協調、以及老化引起的血液循環不足，也會導致肩膀旋轉肌腱更容易受損和不易即時修復。

沾黏性關節囊炎是指肩關節囊因為發炎而造成疼痛、沾黏以及關節活動度的下降，彷彿是結凍了一般，也因此又被稱為「冰凍肩」。而肩關節周圍炎則是另外一個稱呼。

冰凍肩大約佔肩部疼痛症的 15%，以女性患者較多，右側多於左側，患者通常手無法高舉過肩或活動，而高舉時，肩部疼痛或甚至於肩關節完全無法活動，使日常生活有許多不便，如梳頭、穿衣拉拉鍊、曬衣服、搔背、甚至晚上睡覺，壓到患側倍感疼痛等。

冰凍肩的原因大多數不明，但若長期肩部固定不動（**如害怕疼痛導致不敢動到肩關節，逐漸使關節囊沾黏攣縮**）、過度使用、肩外傷、內分泌機能失調（**如停經後婦女**）、免疫代謝性疾病（**如糖尿病**）、頸椎疾病（**如頸椎間盤突出症**），其罹患率較高。

其他病因包括肩部慢性勞損（**如由某次用力過猛或動作失當，因而引起內部組織受傷、粘連，日積月累，終於造成整個肩關節囊都受影響**），還有老化體衰或勞累過度使軟組織脆弱，以及肩部經常接觸低溫或冷風使血管收縮，及降低血液循環、運動傷害、以及車禍等。冰凍肩的病理過程大致可分為急性期、黏連期和緩解期：

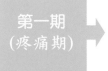
第一期
（疼痛期） ➡ ★肩膀因發炎而感到疼痛及僵硬，疼痛感即使在休息時也不會消失，尤其夜間疼痛更是劇烈，容易影響患者的睡眠品質，但關節活動度下降並不明顯。此階段持續3～9個月不等。

第二期
（冰凍期） ➡ ★仍會持續疼痛，受傷的組織以及關節囊的纖維開始沾黏。此時期關節活動度的限制變得更明顯，尤其是外展及外旋的方向，病人在此時期的日常生活也會出現明顯的干擾。此階段約持續9～15個月。

第三期
（恢復期） ➡ ★疼痛和粘黏的情況會逐漸改善，但關節活動度的下降仍然十分明顯。之後15～24個月逐漸恢復，但可能會留下不等程度的關節活動度的損失。

✽ 五十肩的診療提案

　　由於五十肩的致病機制是多元的，因此將需要多種治療方式的搭配。治療的重點在於漸漸恢復肩膀的活動度、消炎，並減輕疼痛以及增強肌力。

　　脊骨神經醫學認為肩部及其周遭的骨關節錯位會負面影響肩部人體功學，造成關節及肌肉的過度負荷並發炎以及降低關節活動度。此情形持續一段時間後肩部軟組織會有纖維化反應，甚至於鈣化、肌腱及滑液囊腫脹、肌肉痙攣、肌力萎縮及衰退便隨之而來。因此診斷五十肩時必需確定肩關節、肩峰鎖骨關節、胸骨鎖骨關節、肩胛骨胸椎關節、胸椎及肋骨是否患有關節錯位，並加以矯治歸位。

　　負責穩定並移動肩膀的肌肉群，也需要被治療。可在這些肌肉的激痛點（trigger point）按摩，並加以熱敷、電療、及超音波治療。

負責穩定並移動肩膀的肌肉群

棘上肌（supraspinatus）	胸小肌（pectoralis minor）
棘下肌（infraspinatus）	二頭肌（biceps）
肩胛下肌（subscapularis）	三頭肌（triceps）
小圓肌（teres minor）	三角肌（deltoids）
大圓肌（teres major）	背闊肌（latissimus dorsi）
斜方肌（trapezius）	大菱形肌（rhomboid major）
胸大肌（pectoralis major）	小菱形肌（rhomboid minor）

除此之外，患者應依據指示的居家復建運動來逐步伸展肩部，而當疼痛變成難以忍受時，可服用西醫開的止痛藥或注射消炎藥來減輕痛苦，但不建議長期使用。當保守治療都失敗後，才須考慮開刀，但並不常採用。

由於自體免疫功能異常和復原能力差，都與體質失調有關，五十肩患者應注重平時的生活作息，早睡早起，多喝水和多吃蔬菜水果等健康飲食習慣，以及時常運動來改善體質。除此之外，脊骨神經科醫師會以能量療法、排毒及特殊食療的方式來改善身體機能，並加速體質的改善。

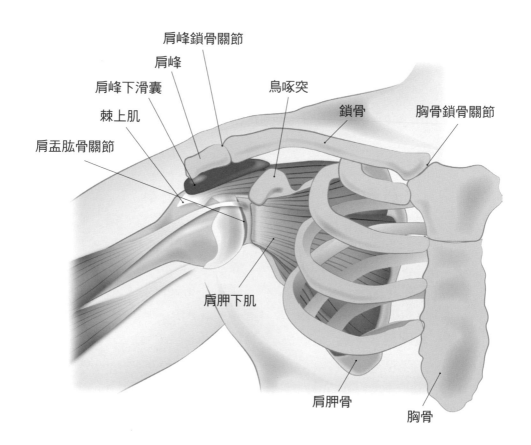

肩峰鎖骨關節
肩峰
肩峰下滑囊
棘上肌
鳥啄突
鎖骨
胸骨鎖骨關節
肩盂肱骨關節
肩胛下肌
肩胛骨
胸骨

五十肩的運動治療

　　五十肩的運動必須持之以恆的做，以下這些運動能幫助增加肩關節的活動度。

1. 鐘擺運動

預備姿勢：身體前彎，採弓箭步，手臂自然下垂（如鐘擺般）。

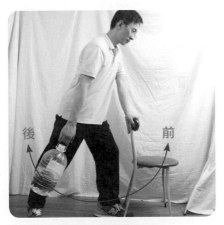

動作 A 手臂往前後方向擺動。

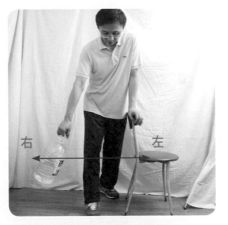

動作 B 手臂往左右方向擺動。

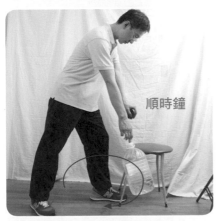

動作 C 手臂往順時鐘方向擺動。

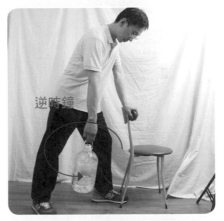

動作 D 手臂往逆時鐘方向擺動。

2. 爬牆運動

預備姿勢：站立，面對著牆壁。

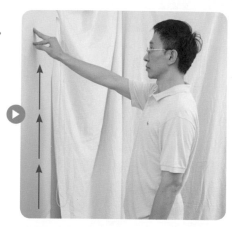

動作 A 舉起患側的手，用手指沿著牆面漸漸往上爬（可在牆上做記號，看看是否一天比一天進步）。

3. 甩手轉圈運動

預備姿勢：雙腳前後站立，手臂放鬆。

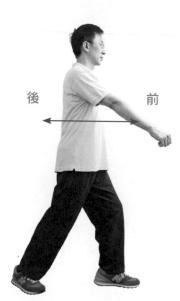

後　前

動作 A 手臂如鐘錶般，先自然搖擺兩三下。

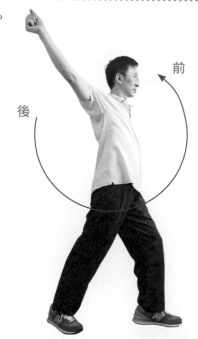

前

後

動作 B 再向前轉一大圈，重覆練習。

4. 肩關節內轉與外轉運動

預備姿勢：拉一條毛巾放在身體後方，右手上左手下。

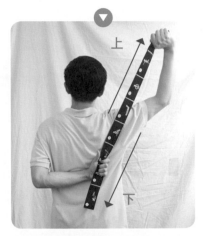

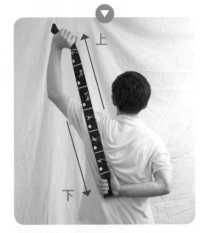

動作 A 同時將此毛巾在背後以持續穩定的力量來牽引上下拉動。

動作 B 換手再重複，不可突然猛力的硬拉扯。

保健
小叮嚀

- **換姿勢**：要預防五十肩，建議最好經常轉換工作姿勢，讓肩膀得到適度的活動量和休息，尤其是電腦族應每隔 15 分鐘要轉換姿勢，每小時站起來活動一下筋骨。
- **改習慣**：做家事時，兩手應輪流交替來避免過度使用慣用手。
- **避重物**：使用手拉車來運載重物，減低肩膀的負擔。
- **忌抬高**：要放置物品於較高的櫃子時，可利用矮梯來避免將手舉得過高。
- **宜平躺**：睡覺儘量以平躺仰睡姿勢，避免側睡壓著肩部過久。
- **要保溫**：肩膀受涼會降低血液循環，天氣冷或座位向著冷氣機風口，便要多穿衣服。

腕隧道症候群
常見的職業病傷害

當症狀嚴重時，手部肌肉會萎縮無力且顯得較笨拙而常掉東西。

腕隧道症候群是常見的壓迫性神經病變，而被壓迫到的正是控制著拇指、食指、中指及無名指的正中神經。正中神經通過腕骨和橫貫腕部韌帶之隧道內，所以當腕隧道的結構因受傷或其他因素而失去其穩定性時，正中神經就可能被壓迫而造成無力、痠痛麻木和針刺感。患者時常抱怨騎車、洗衣、拖地，或作手腕動作時，疼痛會加劇。而當症狀嚴重時，手部肌肉會萎縮無力且顯得較笨拙而常掉東西。一般而言，重複性機械操作及震動性工作及活動，較易引起腕隧道症候群。例如建築工程、機械修配、加工製造、農藝、美髮、牙醫、鋼琴老師、超市收銀員、電腦操作及需常打字的秘書等行業。

可能引起腕隧道症候群的原因很多，包括腕掌韌帶肥厚、骨刺、骨折、關節炎和肌腱炎，以及頸神經根壓迫等，但最常見的主因仍是腕關節的錯位。脊骨神經醫學乃是醫治骨關節錯位及肌腱損傷的專門醫學。

在治療腕隧道症候患者時，脊骨神經醫學醫師會將錯位的腕骨回位，並將腕部周遭受影響的肌腱施予物理治療及復健。另外，因為手的正中神經源於頸神經根，並路經肩膀和手肘而到達手腕，因

此脊骨神經醫學醫師也會仔細地診斷頸椎、肩關節和手肘關節是否有錯位而影響神經的運作，並予以適當的治療。

1. 注意手部姿勢

在預防腕隧道症候群上，建議常使用雙手者多注意工作的姿勢，盡量避免手腕後彎的動作，（如擦地板）。

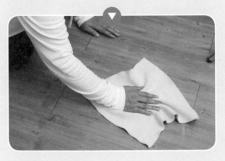

3. 加強肌力訓練

強化整個手臂對預防腕隧道症候群也非常有幫助，平時可以利用啞鈴及握壓軟性小皮球於手中來加強肌力。

2. 使用手套或輔助器

減少震動對手的傷害，例如常用鍵盤或滑鼠可在手腕下方加個墊子來減少腕隧道的壓力。

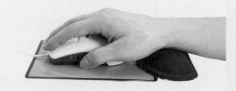

4. 及時就醫檢查

而當手腕有輕微不適時，除了應考慮看醫生，可以暫時使用護腕套及減少工作量。

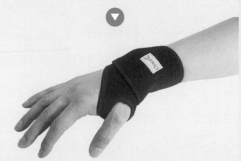

〔腕隧道症候群〕常見的職業病傷害

123

運動傷害
灌籃高手

> 他並沒有任何外傷，只是全身痠痛、腰背不適、脖子不舒服，特別是肩膀疼痛不堪。身體的狀況欠佳，已間接影響到他的自信。

他是一個籃球選手，由於表現不盡理想，開始有些擔心運動生涯是不是就要結束了。

馳騁球場本就是一件極具壓力的事，但球員的心情，若能一直保持在輕鬆平靜的狀態，表現當會更為出色。脊骨神經醫學運用於運動保健，早在歐美國家已相當普遍。美國奧林匹克選手，一定有脊骨神經醫師在其背後做治療與保健；脊骨醫學並不是只做治療，它還具有預防作用。所以，脊骨神經是預防醫學的首選之一，藉由預防、保健、治療幫助運動員，讓其在身心上保持最佳的狀態。當再度看到他在球賽有所發揮，我真替他感到歡喜。

❋ 灌籃高手秘笈

打籃球是一項相當好的運動，不僅好玩，也能訓練體力、耐力、機智、反應，以及改善血液循環與新陳代謝。打籃球基本上適合各個年齡層，但是運動傷害時常可見。以下提醒 10 個打球前的叮嚀，幫助您提升籃球技能，並預防運動傷害。

叮嚀 1	★ 運動前一定要有適當的暖身活動，如伸展操、慢跑、跳繩或其他的有氧活動
叮嚀 2	★ 在賽前或激烈運動前補充均衡適量的營養，避免食用油炸食物、酒精，和其它不易消化的食物。
叮嚀 3	★ 運動中，隨時補充大量的水分，如礦泉水或一些含有電解質的運動飲料。
叮嚀 4	★ 想要在籃球上有最佳的表現，需要長期在有氧訓練、重力訓練和營養方面下功夫；此外，神經狀態也須處於最佳情況，脊骨神經醫學可以幫助運動員的脊椎關節保持在最正確的位置，對於運動員的神經系統以及肌肉力學有很大的助益。 此種療法能使控制人體運作和行動的神經避免受到因脊椎骨關節錯位而引起的壓迫，並降低運動受傷的機率。
叮嚀 5	★ 脊椎關節位置的正位與否，會影響運動時的活動力與反應能力。 脊骨神經醫學不僅可以改善因運動而引起的骨關節錯位所造成的神經訊息干擾，並且能使僵硬和受傷的軟組織恢復活動狀態，幫助身體達到最大的柔軟度。

〔運動傷害〕灌籃高手

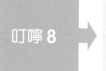
★人體的結構並不盡然適合像籃球這類有壓力或破壞性的活動，尤其是對膝蓋關節來說，因此建議運動員多做增強膝關節的運動，來預防膝關節受傷。

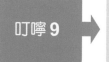
★脊骨神經醫學能提高運動員的精神集中。運動時，尤其在肩膀和脖子部位所產生的僵硬或是疼痛感，很容易使運動員分心，影響臨場的表現，但可藉由提升活動力、減少脆弱組織的不適、並移除神經運作的干擾等，讓運動員專心比賽。大多數國際級運動員的醫療小組，都有一位脊骨神經醫學的醫師來協助選手的健康能保持在最佳的狀態。

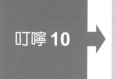
★脊骨神經醫學是一種自然的健康療法，它除了提供疼痛藥物和其它化學藥物外的另一種醫療選擇外，還能安全有效地醫治多種常見的病症，而不會有服用化學藥劑後的副作用。

叮嚀 9
★運動時，一個乾淨、安全的活動空間是非常重要的，打球前必須確保場地沒有任何的障礙物，且地面是乾燥的。

叮嚀 10
★安全的籃球賽需要一雙適當的球鞋來保護雙腳。由於腳踝扭傷的機會相當頻繁，建議選擇一雙能綁緊鞋帶的高筒球鞋，以預防腳踝受傷。另外，賽前應備有一套乾爽的衣服以便賽後更換，避免著涼。

以上十個原則，也適用於其他的球類運動。

退化性關節炎
世界骨骼年的提醒

專家估計在 2020 年後，全球關節炎患者將增至五億多人，相當於每五人就有一人罹患此症。在所有關節炎中，最常見的就是退化性關節炎，這是一種因長期磨損而引起骨關節發炎及退化的關節疾病。

關節炎可謂現代文明病之冠，不僅發病率高，患者多未滿六十五歲；目前全球有三億多人患有關節炎，而台灣就約有一百四十五萬人被此病症所困擾。因為對關節疾病的忽略，加上世界人口老化的趨勢，專家估計在 2020 年後，全球關節炎患者將增至五億多人，相當於每五人就有一人罹患此症。為此，世界衛生組織將西元 2000 年至 2010 年訂為「重視骨骼與關節的十年」，致力發展各項相關研究。

在所有關節炎中，最常見的就是退化性關節炎，這是一種因長期磨損而引起骨關節發炎及退化的關節疾病。發病年齡在五十歲以後，多半影響身體受力較多的關節，例如膝關節以及臀骨關節。而長期使用雙手的專業人員，如木匠與機械操作者，其手骨關節也較易患關節炎。值得注意的是受到車禍、運動傷害以及職業因素等影響，近年罹患退化性關節炎的年齡層有快速下降的現象。

造成退化性關節炎的主因，在於骨關節面受力不當，因而負擔

過大而引起破壞與發炎，發炎過程會造成關節以及週遭組織的破壞，而原本正常的關節活動也會因關節面的不吻合而加速關節的磨損。人體的關節在使用一段時間後，難免骨關節位移，特別是在受到外力或意外傷害時，骨關節面更容易失去其吻合度，因此將有位移的關節回位，對於治療以及預防關節破壞與退化是相當重要的。

體重超標及姿勢不良，也會直接造成關節的負擔，所以保持適當的體重和良好的姿勢，有助於骨關節的健康。骨架、肌肉不僅幫助支撐身體的重量，也會影響骨關節的穩定性，一旦長期缺乏運動，或過度運動造成肌肉的虛弱、受傷，也會導致關節退化。

另外，新陳代謝不正常與營養不均衡，會讓關節面變得更脆弱，使其更容易受磨損，例如**飲食中蛋白質攝取不足或其消化吸收不良，都會導致退化性關節炎，並引起脹氣、指甲容易斷裂及髮質不好等問題**；而鈣與鎂的攝取不足也容易導致骨刺的形成與關節退化。改善飲食習慣以及腸胃功能 將有助於預防關節炎的疾病發生。

在治療上，雖然醫藥、醫療技術不斷進步，卻仍無法完全根治關節炎，藥物的使用確實可以讓病痛減緩，但關節炎乃屬慢性疾病，仰賴長期的藥物控制，將造成身體更多的破壞，一旦停止服用藥物後，症狀便又復發，此乃治標，不治本。相對的，脊骨神經醫學注重病因與根治，脊骨神經醫學醫師能準確地診斷有位移的骨關節，並予以復位，以改善關節受力不當及磨損的問題。

美國有九成以上的關節復位是由脊骨神經醫學醫師來執行，脊科醫師應用其專業知識，藉由營養、運動及生活作息上的改善，幫助患者減輕症狀，紓解壓力，並提升生活品質，降低關節炎的發生。

保健
小叮嚀

1. 避免久站、久坐

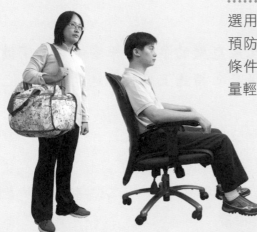

2. 挑對好鞋

選用一雙合適的好鞋,也有助於預防肌腱炎的發生。好鞋的基本條件為:防滑、合腳、吸震、重量輕。

3. 適時休息

讓身體有充分休息,不僅可減少關節與肌肉的負擔,還能提供足夠的時間來維修破壞的細胞。

4. 每日運動

平常應保持適量的運動來改善血液、骨骼、關節及肌肉的功能。

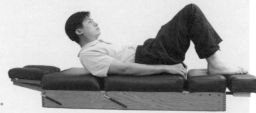

5. 補充鈣質

時常補充鈣片及維骨力(Gluco-amine-sulphate)等營養劑,也有助骨骼健康。

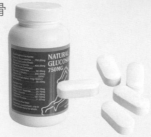

照顧胎兒與準媽媽
迎接新生命

當這位面臨前置胎盤生產危機的孕婦，平安順利生下健康寶寶的那一刻，我知道，她身心情緒上曾經有過的歪斜，已回到了正確的角度。

她第一次來看診時，懷孕已四個月，這位三十六歲的高齡準媽媽，即將迎接她的第一個孩子。然而，一切孕婦最困擾的問題全部發生在她身上，頭痛、頭暈、腰痠背痛、情緒不穩、睡眠不佳……，一個瘦弱的女子，挺著逐漸隆起的腹部，身體承受著多重的不適，箇中辛苦可想而知。

診斷之後，我發現她多處關節錯位，身體結構的問題之外，內臟的機能也相對較弱，加上前置胎盤所可能面臨的生命危險，她感到害怕，連婦產科醫生都替她捏把冷汗。更難過的是，她的事業在景氣低迷之下遭逢威脅，心理壓力極大，急切的個性，幾乎是每天與先生吵架。

看著眼前這位將為人母的女性，無論身、心、年齡都不是迎接新生命的最佳時機，雖然問題並不簡單，但我試著讓一個準媽媽該有的最佳狀態，重回她的身上。經過一連串從結構、化學、情緒三方面進行「整理」，我發現，她的活力回來了，不再乾乾瘦瘦，胎兒的成長速度也越來越好，母子正逐步走上正常的軌道。

✲「我的肚子歪掉了」

當她進入孕期第八個月時，有一天她來了。我看著她走進來，肚子卻是歪的，幾乎歪了四十五度！

她的臉上充滿詫異不安：「**李醫師，我的肚子自己歪掉了。**」

我作了一番了解後，情況並沒有特別，判斷是情緒問題。果然，在潛意識的探索過程中，我測試到她有情緒反應，問她：「**跟先生吵架了嗎？**」

她聲調高吭回答：「**是啊，這兩天我們吵得很兇。**」

生命的神奇在這裡再一次顯現，胎兒躲到一邊去了，為的是尋找一個安全的位置。經過骨盆腔的調整及潛意識清理療法（詳見本書 P.249），她的胎位就在治療進行的十分鐘後，恢復原位；而且再經測試，情緒反應也降低了。

我很審慎地看待這單一案例的科學認定。碰巧，一個禮拜後，她又來了。「**李醫師，我的肚子從昨天歪到現在。**」

有了上次的診療經驗，我為她平衡掉不愉快的情緒，肚子很快地又回位了。連續的發生，讓我更進一步確定胎兒在受到情緒壓力下的閃躲現象。

肚子稍有偏位在孕婦而言並非罕見，甚至還屬正常範圍，但這個個案，實是與情緒有關。幾年來，多次療癒孕婦的經驗，發現胎位與母體的身心狀況關係密切。有好的滋養及安全空間，胎兒怡然處之；遇到毒素或危險環境，胎兒會一直挪動，自己尋找好的位

置,可是無論怎麼閃躲也只能在裡面滾動,於是造成胎位不正,甚至,當母體狀況糟到胎兒不想待在裡面時,他的逃離,可能就是流產了。

來自胎兒的訊息,令人深思。作為一個醫生,我經常在患者身上看到人類乃至天地萬物的理則。成型的胎兒都能為我們帶來一些思索,生命成長的基本要素就是愛與和平。當這位面臨前置胎盤生產危機的孕婦,平安順利生下健康寶寶的那一刻,我知道,她身心情緒上曾經有過的歪斜,已回到了正確的角度。

✿ 創造陽光小孩

母體是胎兒的孕育之地,小生命的生理、感覺、心理情況,與母親的舒服、緊張、不適,息息相關。人的情緒包袱記憶在整個身體潛意識中,胎兒既是媽媽的一部分,自然也會接收到母體的情緒壓力,如生氣、緊張、痛苦或悲傷等。雖然小小的胎兒根本不知道發生了什麼事,但是感受的直接傳導,媽媽好傷心,胎兒就好傷心。

如果,媽媽不喜歡這個孩子,這樣的內心狀態會讓胎兒感受到,原來我不被歡迎、不被需要,出生之後有可能造成個性的畏縮、內疚。又如果媽媽處在一個爭吵或危機的環境,負面情緒輸入胎兒內心,戒備狀態就啟動了。這是任何生物在生命受到威脅時的必然反應,即使是未出世的小生命,甚至有可能導致警戒性格持續到長大。反之,如果媽媽的潛意識狀態獲得清理,情緒常保晴空萬里,那麼腹中的小生命,將會是一個陽光普照的幸福小孩。

懷孕,對女性而言是珍貴的生命之旅,不但身心變化巨大,在迎接新生命的喜悅中,同時也正經歷一個危險的時期。根據統計,

約有 50% 的孕婦，承受著腰、背、肩、腿的痠痛困擾，而害喜則更是常見。

這是因為女性懷孕後，生理、內分泌系統因應這個生命工程之故。除了外觀上體重增加，漸隆的肚子會使身體的重心、走路的姿勢都不同了。人體工學的異動，加重了骨骼肌腱的負擔，因而使得全身機能受到影響。

✽ 提昇孕婦全身機能

母體是一個非常巧妙而偉大的設計，為了要在腹中保育一個胎兒，雌性激素（estrogen）及鬆弛素（relaxin）會讓骨盆腔及多處關節的韌帶，自然失去原有的緊實，好讓胎兒有一個悠游成長的空間。但這必要的柔軟及移動性，同時也就增加了母體脊椎關節錯位的機會，造成腰背、肩膀及腿部的不適；頸椎關節也較易發生錯位，而引起頭痛、頭暈、噁心及睡眠品質不佳等問題。

我母親在懷我的第七個月，忽然腳就跛了，當時她覺得似乎是大腿的位置有異，但醫生也查不出所以然來，只得忍耐到生產，足足走路跛了三個月。

國內在過去沒有更直接的方法來處理這方面的問題，但國外相關的醫學研究報告顯示，脊骨神經醫學矯正關節錯位，能讓痠痛得以紓解，同時提昇母親與胎兒新陳代謝的運作；藉著能量療法（詳見本書 P.246），內臟機能也獲得強化；而潛意識清理療法（詳見本書 P.249）的幫助，則可直接改善母體情緒。無需打針、服藥的自然保健療法，讓孕育新生命的過程，無虞副作用的產生。

美國骨科醫學會雜誌曾多次報導指稱：「脊骨神經療法對提升孕

婦的全身機能有相當顯著的效益。對於懷孕時所可能遭遇的許多症狀，包括毒血症（toxemia）也有相當的平衡作用。」，「脊骨神經醫學可以平衡腦下垂體、腎上腺、卵巢及胎盤組織的功能。除了能促進順產，也能減少生產時對藥物的需求，並且在脊骨神經醫療保健下，產後憂鬱症的發生更為罕見。」

保健
小叮嚀

準媽媽**應盡可能飲食均衡，充分休息，保持好心情，適度活動，但避免提重或久站及久走。**由於胎兒的營養完全來自於媽媽，孕婦要吃得健康，才能生出健康的小寶寶。另外，能影響寶寶大腦發育的維生素 A、B 群、E 和礦物質都應適量補充。建議孕婦除了平時要維持均衡的飲食之外，可以補充綜合維生素、礦物質及鈣片來確保充分的營養攝取。尤其，應注意下列的營養補充事項：

1. 攝取葉酸

可以預防胎兒大腦與神經的病變。食物中含有葉酸的包括瘦肉、蛋黃、肝臟、腰子、深綠色蔬菜等皆是。孕婦每天需要**攝取至少0.4 毫克。**

2. 攝取鐵質

為供應胎兒至出生後四個月內用以造血的鐵質需求，懷孕及哺乳期需要增加鐵質的**攝取至 45 毫克。**含有鐵質的食物包括內臟類、瘦肉、貝類、蛋黃、牛奶、葡萄、櫻桃等深紅色的水果以及深綠色蔬菜。

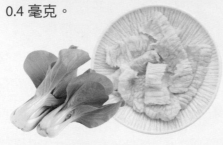

3. 攝取鈣質

由於孕婦要供給大量的鈣質來幫助胎兒骨骼快速發育,所以孕婦本身
會流失許多鈣質,建議準媽媽們多補充含鈣質的食物,例
如牛奶、小魚乾及黃豆製品、牡蠣等。**孕婦每天攝取約
1200 毫克**。但若出現嚴重的便秘問題,在攝取鈣質的同
時,也應多補充纖維質來改善。此外,適度曬太陽以及散
步,將有利鈣的吸收。

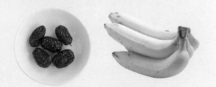

4. 攝取鋅

吃含有鋅的食物,如肉類、肝臟、
蛋、海鮮等,能避免導致胎兒畸
形、發育遲緩及影響骨骼發育。

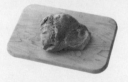

5. 攝取維生素 B6

能調節荷爾蒙以及幫助蛋白質的
應用。維生素 B6(食物包括:糙
米、蛋、雞肉、花椰菜、紅棗、
芒果、香蕉等)能幫助減少懷孕
期間如害喜等各種不適。

6. 攝取蛋白質

蛋白質能夠幫助寶寶快速成長。新鮮的肉類、蛋
類、牛乳以及乳製品都是蛋白質的來源;豆乾、
豆腐亦是不錯的選擇。

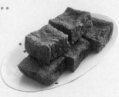

〔照顧胎兒與準媽媽〕迎接新生命

兒童過敏
過度反應的身體記憶

> 對這孩子的身體，我從結構、化學、情緒去做全盤了解以及療癒，並且就他所有的過敏食物，一一進行「減敏療法」。前期階段，我們還是讓孩子持續他原有的服藥，然後遞減而至完全停用。

一九九四年，我甫自美國洛杉磯脊骨神經醫學院獲得博士學位，開始在美執業，當時遇到一位嚴重的過敏個案。

這位年僅七歲的美國小男生，體質虛弱、極易感冒、患有氣喘，幾乎對所有食物過敏，特別是水果，每一樣都碰不得。只要一吃水果，立刻打噴嚏、流鼻水、氣喘、皮膚起疹子，眼睛、鼻子、耳朵所有可能發生的過敏症狀，全部匯集，可說是一個超級過敏兒。

❀ 孩子的「醫書」

在醫療資源如此發達的美國，孩子的家庭經濟狀況也很不錯，更重要的是，他有一位愛他無微不至的媽媽。雖然如此，在看過許多免疫科，也進行了長時間的生活作息調整之後，仍無法徹底解決問題。

當他們來到我的診所，媽媽帶來了孩子所有的醫療資料，這是我第一次看到一位母親為孩子所記錄下如此詳實的「醫書」。何年何

月何日去看哪位醫生，用的是什麼藥，吃藥後的反應如何，一筆一筆全部輸入電腦。媽媽把資料列印、編輯成冊，帶來給我。

翻著這樣的一本書，我想，當一個孩子從小到大的「生命史」，是以這樣一本厚厚的「生病史」來呈現，我可以深切感受到流動在字裡行間的，是如何的一份為人母者的沉痛。而從這本病史記錄裡也可以看到，小男生真的乖得令人心疼，他不喝可樂，不敢碰冷飲，也不吃冰淇淋等任何乳製品，因為他對牛奶是極端過敏，曾經有二次因為飲用牛奶而造成休克。

難解的矛盾就在他的身上，孩子成長需要吃及喝，但吃不對食物或喝錯了，就會出現過敏反應，甚至有時嚴重到幾乎危及生命，因此這個孩子每一次吃喝食物就像是經歷一段冒險的旅程，著實讓人擔心又受驚，只能選擇反應比較不強烈的食物，搭配每天按時服藥，來避免過敏的發生。這個孩子就這樣在戰戰兢兢的過敏邊緣，長大到七歲。

✿ 決定接受挑戰

我相信棘手的個案，還是可以設法來解決。對這孩子的身體，我從結構、化學、情緒去做全盤了解以及療癒，並且就他所有的過敏食物，一一進行「減敏療法」。前期階段，我們還是讓孩子持續他原有的服藥，然後遞減而至完全停用。在某種程度上，這是脊骨神經醫學及醫藥學兩種醫療系統的相融合作，讓孩子在無虞症狀發生的情況下，從根本上穩實地構築健康。我想，不同的醫療方式，並非對立的存在，而可以是彼此相輔相成的，讓患者受惠。

漸漸的，孩子體能愈來愈好，感冒不再發生，皮膚、鼻子、耳朵的問題不見了，弱視現象也開始得到緩和。當種種情況改善到一定程度，我們終於決定接受一個挑戰，就是在我對他的超級過敏原牛奶進行減敏後，讓他喝牛奶。

因為孩子來此之前曾二度因牛奶而休克，所以我抱持著高度的審慎。在這個時刻，醫生與病人一起經歷一個冒險的同體感，在我心中油然而生。雖然多少帶點風險，但我很有信心，更重要的是，孩子跟媽媽都充滿了自信。那份自信來自孩子這段時間的大幅進步，他對絕大部分的食物已不再過敏；而且同一學期裡，參加兩種相當耗體能的球隊訓練，這是他出生以來從沒有機會做到的事。

孩子把牛奶喝下去了。

如果還會過敏，休克可能在三十秒到一分鐘之內發生。

我密切觀察了他五分鐘，沒有任何動靜。我讓孩子在客廳看電視，半個小時之後，我們確定，這個孩子一切 O.K. 了。

過了幾天，回診的時候我問他：「有沒吃過冰淇淋？想不想吃？」，孩子點點頭，然後，他就在這裡，吃了這生中第一個冰淇淋。

這是一個很特殊的個案。

或許這不是全世界最棒的醫療，或許還有更好的方法，或許還有更進一步的空間，但以目前的療效表現而言，沒有任何侵犯性、沒有副作用、不需要打針，讓孩子可以像遊戲一般地接受，讓一個七歲的小男生眼睛發亮地舔著冰淇淋，我想，這可算是一個快樂的自然療法。

✳ 高空中的徒手治療

一九九七年，我來回於美國和台灣之間。因為美國那邊的診所還在如常運作，但台灣也有患者的需求，所以我每隔一段時間，就回台看診二周。

有一次在回台的飛機上，廣播中傳出一個訊息，機上出現病患，如果有乘客是醫生，請趕快與空服人員聯絡。

雖然我也是西醫的一種，但我知道他們尋找的是可以進行急救的醫生。過了一會兒，當我知道並沒有醫生出現時，我立刻告訴空服人員：「我是醫生，我來幫忙。」

空服人員把我帶到前面，患者原來是座艙長，她的眼睛腫得張不開，彷彿要爆裂的疼痛，讓她眼淚直流。依情況判斷，這應是一種過敏現象。

經過初步詢問，知道她不是第一次發生，以前也打過針、吃過藥。就在這簡短的對話間，空服人員已把機上的醫藥箱拿來，急切地問我：「李醫師，請趕快幫她打一針，需要哪一種針劑？」

「我不是醫藥學醫師，我是脊骨神經學醫師，妳們可能不熟悉，不過，我沒有用打針吃藥的方法。」空服人員看著我，眼神流露不解。

「不過，我有辦法解除妳的過敏，請照我的話做。」我要座艙長把手伸出來，開始為她進行肌肉動力學（詳見本書 P.244）的檢測，搜尋她身體的不協調之處。

我急忙著詢問：「妳眼睛是不是有接觸到什麼東西？」

座艙長回說：「應該是新買的眼藥水，一點下去眼睛馬上腫起來了。」

在我進行能量減敏療法（可參見本書第 142 頁）之後，她感到疼痛緩解了。

由於經歷了先前的一陣緊張，所以我也從她的潛意識層面去清理那種在高空中突然發病的驚恐無助，不久，她心情開始平靜下來。

鬆了口氣，我告訴座艙長：「妳現在應該感覺比較好了，等一下會更好。現在，妳需要大量喝水，接著，休息一下。」

過了大約二個小時，座艙長從休息室出來，神色欣喜：「哇，眼睛消腫了。」她送了我一個小禮物，並說，不用打針吃藥就把情況控制住，透過這種徒手的處理，竟然二個小時就恢復得差不多了。她一再感謝這個神奇的經歷。

下飛機之前，我看到她已完全正常地執行勤務，又是一個神采奕奕、笑容滿面的機上座艙長。

醫療，也像是一種飛行，從地面，向高空，一步一步要攀升的，就是一個人類對健康的高度理想。

✿ 免疫大軍異常出動

過敏症是相當常見的文明病，許多國家每六人中就有一人過敏，發生率達百分之十五；夫妻間只要一人患有此症，生下過敏兒的機會高達百分之五十，可謂人類生存品質的一大隱憂。

過敏是當患者抵抗力下降時，接觸到對一般人沒有影響的物質，失調的免疫系統，會將正常物質「誤判」為具威脅性的過敏

原，而產生過度反應，例如：蝦、蛋及貝類食物，雖被列為常見的過敏原，其實它對大部分人並無影響，但當一個人免疫力低落時，身體會提高敏感度來保護自己，這就是所稱的敏感體質。

敏感體質遇上這類食物，因無法抗衡它的刺激影響，身體的免疫反應就啟動了，猶如全軍進入高度戒備，馳赴戰場，於是，產生出免疫球蛋白E、免疫球蛋白組織氨及其他化學物，造成擾人的過敏症狀。

不只如此，身體的自我保護還延伸到未來，為了預防再度受到相同傷害，免疫機制會對此物質產生抗體，亦即對過敏原產生負面記憶。功能就在萬一未來又接觸到同一物質時，過敏原記憶立刻被喚起，並啟動抵抗機制以作應對。如此說來，過敏反應乃是免疫功能不足時，身體為了保護自己所產生的自然生理反應。

✳ 減敏療法出現了

過敏肇因自抵抗力不足，抵抗力不足起於身心壓力的過度累積，這些壓力來源包括：

- 過度勞碌，睡眠不足，傷害或受感染等原因引起的壓力。
- 不當飲食及不良嗜好造成的生化壓力，如中毒，添加物的使用，食物過度精緻使其失去天然平衡，及菸酒、咖啡因飲料和藥物的濫用等。
- 氣候轉變，或進出冷氣房造成的溫差壓力。
- 情緒壓力造成身體各個器官，尤其是有製造可體松（即天然類固醇）能力的腎上腺，運作不當，功能衰退。
- 骨關節因車禍、運動或工作傷害、姿勢不良等造成錯位，因而

壓迫到神經根，使控制全身機能的神經網路無法正確運作，影響免疫能力。

因此，在過敏症的治療上，首重讓過度作戰的免疫系統回歸原位，以恢復正常的生命機制。

能量減敏療法

減敏療法是一種改善過敏的特殊療法，效果相當顯著。減敏療法出現於醫界，在西醫免疫科是以皮下注射的方式來進行；而脊骨神經醫學則以能量療法（參見本書 P.246）來自然減敏。它的原理在於每一樣物質都有一個特性，把這個特性數據化之後，亦即每一樣物質都有一個頻率。

舉例而言，有些人對牛奶敏感，假設牛奶的能量頻率是 1234，用頻率來了解身體對牛奶的過敏，就是自從身體對牛奶產生過敏後，於是體內有一個 1234 的頻率，一直在記憶著、反應著而出現過敏症狀，藉由能量療法之一的能量減敏療法，來將過敏原相等同的頻率平衡，如此達到移除對過敏原的負面記憶，多數患者通常可藉此獲得改善，也就是說再經過能量減敏療法處理之後，當身體再次接觸牛奶時，將不再有不友善的過敏反應。

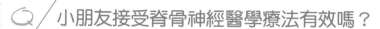
·脊骨神經醫學 常見 Q & A·

Q / 小朋友接受脊骨神經醫學療法有效嗎？

A： 將近一百年來，脊骨神經醫學醫師一直提供小朋友生安全暨又有效的治療，德國、澳洲、丹麥及美國各地出版的研究報告報果，都肯定脊骨神經療法對多種嬰幼兒疾病都有不錯的療效，相關醫療科技的見證也越來越多。

1. 維持良好生活及飲食習慣

有過敏症或免疫力較差者，平時應重視規律的作息，每天適量運動、充足睡眠；飲食要均衡攝取，偏食會導致營養不良，而過度偏好某些食物，將會造成這類食物代謝後的有毒廢物，在體內累積過多而產生刺激感，讓免疫力視之為過敏原。此外，最常接觸的食物也最有可能是過敏原。

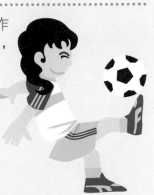

2. 禁食精緻類食品

因為加工食物會大量消耗體內酵素儲量，影響身體的自律及免疫機制，並可能導致漏隙腸症候群（Leaky Gut Syndrome），造成消化不完全的蛋白，被吸收入體內而引起過敏反應。

3. 注重環境衛生及清潔

維持居家清潔無塵可以減少病菌孳生，也能避免過敏原的刺激。家中擺設應盡量簡潔，避免使用毛毯產品，而每天睡覺使用的被單、床單，也應採用具有抗蟎的材質；空調不宜過冷，若是家庭經濟許可，則可以考慮配製空氣濾清器，並隨時注意天氣變換，適時補充合宜的衣物保暖。

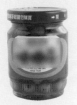

〔兒童過敏〕過度反應的身體記憶

143

兒童氣喘
向老天爭一口氣

> 一般人在正常情況下，幾乎是忘了「呼吸」的存在，因為沒有阻力也就沒有感覺。然而對氣喘患者而言，發病時，每一次的呼吸，都是掙扎在生死線上，一線之間，一口氣搏一條命。

四歲的小女生一踏進我的診室，那清秀可愛的說話模樣，立刻讓整個空間瀰漫了純真的氣息。然而她的媽媽卻告訴我，孩子氣喘頻率之高，已達長期依賴藥物，而且平均每個月都有一次嚴重發病，而必須住院。或許是經歷了多次幾乎瀕臨死亡的折磨，再加上呼吸不順引起睡不安穩，小女孩常常會跟媽媽講起她的夢境，夢裡魔鬼來了，她好害怕！她還問媽媽，死了是怎樣的？

從純淨的小臉蛋上吐露出有關死亡的疑懼，四歲的小生命，已在探索死亡的大問題，實在令人心疼。疼她的爸爸、媽媽、奶奶，的確非常用心照顧她，而小女生也顯得格外貼心，敏感度很高，十分在意別人的看法，童稚的眼神裡流動著超乎年齡的早熟。

✽ 童顏如朝陽

孩子先前吃過的中西藥、注射過的針劑，實在夠多了，我很慶幸能夠用一種不苦、不痛的方式為她治療，從脊椎、神經的角度來尋找她呼吸的曙光。果然，孩子頸椎的第一節明顯偏位，這是最

容易影響自律神經的地帶。關節偏位會造成神經訊息干擾，如此一來，人體內原本無所不能的免疫力、抵抗力，由於得不到正確的訊息，無法正常運作，於是降低了自癒力。又因為長期性氣喘造成胸椎緊張，必須透過矯正，回復原位之後，呼吸品質自然得到改善。

孩子雖然沒有遭遇過生活上重大的事件，但身體上的病痛，難免會讓她對生命的看法顯得比較暗淡。想想，不能像正常人呼吸，如何能產生自信心？連最基本的生命要素都無法自掌握，怎麼會展現活潑快樂的人生？且頻頻進出醫院的情緒包袱，或多或少會悶在孩子心裡，藏進她的潛意識中，所以還必須藉由潛意識療法，來為她平衡掉負面的感受。

經過結構、化學、情緒三管齊下的治療，看到小女生從一個月住院一次，進展到一年中不曾再因氣喘而送醫急診，我的喜悅，就有如看到星月暗淡的黑夜，綻露出晨初的曦光。我相信醫生的天職之一，就是把失去色澤的生命，重新喚回光彩，童顏如朝陽，玲瓏可愛的身影，本就該躍升在快樂的地平線上。

✽ 越來越高的奪命浪潮

一般人在正常情況下，幾乎是忘了「呼吸」的存在，因為沒有阻力，也就沒有感覺。然而對氣喘患者而言，發病時，每一次的呼吸，都是掙扎在生死線上，一線之間，一口氣搏一條命。

氣喘一發作，支氣管即膨脹、浮腫，開始呈現抽筋狀態，而且內部充滿黏液，患者就彷彿被勒住一樣喘不過氣來。雖然極力想要

把空氣吸入肺裡，但空氣完全被支氣管中的黏液阻擋在外，更別說把它呼出去。發病時間從幾分鐘到幾小時不等，病況也有輕微或嚴重之分。

氣喘或因過敏引起，或因心理壓力、過度勞累、抽菸等刺激而病發。美國自一九六〇年以來，就有一股氣喘奪命浪潮，席捲於年輕族群之間。一九八五年將近三百名美國民眾死於氣喘；而在一九九四年後，每年有五千名美國人因此病過世，更令人憂心的是，甚至有日漸增加的趨勢。

在一般的醫療處置中，醫師通常會提醒病人必須避免生理和心理刺激，並開立諸如類固醇、支氣管擴張劑等藥物，來減輕病人痛苦。雖然這些藥物的長期使用，將對患者產生某種程度的副作用，甚至在大量使用 beta-agonists 和 theophylline 這類藥物後，有增加死於此病的機率，但是，由於氣喘的高危險性，可能一口氣沒有熬過去就失掉了生命，所以用藥在很多情況下是不得已的。不過，不少歐美民眾同時也選擇了醫藥學之外的脊骨神經醫學來改善病情。

脊骨神經醫學對氣喘的療效，最初於臨床實驗上被發現的典型代表作是：一個從三歲就開始患有氣喘病的男孩，一天需用支氣管擴張劑高達三次。經由脊骨神經醫學的治療，將頸部、胸部、腰椎的骨關節位移處給予回位，以改善神經系統運作。漸漸的，男孩可以在足球賽中盡情奔跑，同時每天也睡得十分安穩，且黏液堵塞在鼻腔通道的情況，幾乎不再發生，他也停止長期使用的氣管擴張劑。

脊椎、神經系統和呼吸器官這三者間，有相當密切的互動關係，脊椎骨關節的錯位對於氣喘病來說影響甚大，直到錯位的關節給擺正了，呼吸器官才會正常運作。

保健
小叮嚀

1. 避免接觸過敏原

平時除了要盡量避免接觸過敏原，更重要的是改善自己的體質與免疫力。因此，飲食應清淡，不吃冰涼或辛辣及咖啡因等刺激品。由於類固醇等藥物的使用會加速骨質流失，應特別補充鈣片與綜合維生素。

2. 注重環境衛生及清潔

保持生活環境乾淨，以及使用空氣清淨機，都能幫助減少過敏原和病菌的滋生。市面上也有可掛於胸前的輕便型負離子空氣清淨機，方便外出或上班時使用。

3. 養成規律好習慣

每日充足休息，並固定運動增進體能。多喝水，按摩胸部及腋下的淋巴區，和採腹式呼吸方式（可參見本書第 109 頁）都很有幫助。

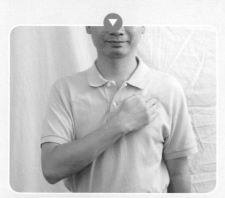

按摩胸部淋巴區

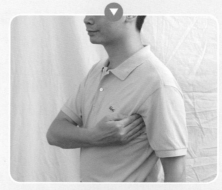

按摩腋下淋巴區

幼兒腹絞痛
無法解釋的嚎啕大哭

　　一個才幾周大的嬰兒毫無止境地嚎啕大哭、睡眠不安穩、食慾降低，父母嘗試用盡一切辦法，仍然無法撫平小孩的情緒，這種情況可能就是嬰兒發生了腹絞痛（Colic），但令人感到困擾的是，造成這個腹絞痛的原因至今仍無法確定。

　　根據小兒科醫學博士 Robert Mendelsohn 的說法：「一個原本舉止平穩，且安分的嬰兒，突然蜷曲他的雙腿，而且開始有週期性的激烈尖叫，這種情形可能讓人覺得非常驚惶失措，但卻沒有一項科學的檢查能解釋這種情形。」

　　另一位醫學博士吳頓（George Watan）指出：「不論你用什麼方法來減輕嬰兒的腹絞痛，這種週期性的劇烈不舒服依然會存在。劇烈式的腹痛情形通常是在嬰兒出生後的第二個星期開始發生，而在三至六個月大的時候，大部分嬰兒的腹痛問題會沒有原因的消失。」

✳ 從母親到孩子

　　體質敏感特別是對牛乳過敏，已被視為引起此病痛的原因之一，但是為何用母乳哺育的小孩也會有劇烈式腹痛的情況發生呢？根據吳頓博士的說法：「最常見的原因是嬰兒對母親所吃的食物過敏，食物中的某些成分可能伴隨著母親的奶水而進入嬰兒體內。另外，如果母體本身會對某種食物過敏，嬰兒也可能會因為母體

的過敏，而將這種化學變化反應在所喝的母乳上，發生過敏反應。」

舉例來說，某一喝母乳的嬰兒患有嚴重的劇烈式腹痛，而嬰兒的母親最喜愛的食物剛好是牛奶，當被告知其孩子可能對牛奶過敏，在停止進食乳製品食物後，小孩的病徵逐漸消失了。但當這位母親又喝牛奶時，小孩的腹痛現象又發生了。

根據瑞典的一項研究顯示，若母親能在飲食控制下完全不食用牛乳製品，則有三分之二患有劇式烈腹痛的小孩，病徵能迅速消失；若是再將牛乳加入母親的飲食中，所有原本復原的嬰兒，又會有腹痛的情況發生。

❋ 骨關節錯位是另一成因

脊骨神經醫學對於治療嬰兒腹絞痛有相當令人滿意的效果。根據美國的一項研究報告顯示，三～六位患有中度至重度不等腹痛的嬰兒，在接受脊骨神經醫學醫師治療後，有九成四的病童因此康復或病情得以改善。其中四分之一的嬰兒在完成第一次治療後，病情就有明顯的改善，其餘嬰兒的病情在 14 天之內也都有進步。另外歐洲的研究報告也顯示類似的結論，約九成患有腹絞痛的嬰兒在脊骨神經醫學的治療下痊癒。

幼兒之所以患有劇烈式腹痛症的另一原因，可能是頸椎關節和頭骨受到損傷或壓迫而引起的併發症，脊骨神經醫學醫師稱這種情形為「骨關節錯位症候群」（Vertebral Subluxation Complex）。

近年來，骨關節錯位造成的併發症逐漸被醫學研究人員重視及

確定，並用許多不同的學術名詞稱呼著。

例如有一位醫學醫師稱上頸骨關節錯位為 Atlas Fixation Syndrome，並為 1250 位剛出生天大的嬰兒做體檢，結果發現約有二成五的嬰兒頸椎關節有錯位，並患有下列的病徵：腹痛而哭鬧、頸部肌肉收縮而導致的斜頸、無來由的發燒、食慾低落、嘔吐、神經系統失調、臉部一側腫脹、頭骨和臀部發育不對稱、眼耳鼻喉不適、睡不安穩以及癲癇。他同時指出骨關節復位對以上病徵是最快且有效的治療方法。

如果懷疑自己的孩子也患有腹絞痛，或其他的骨關節錯位症候群等問題，可以求助於脊骨神經醫學醫師的幫助。

脊骨神經醫學 常見 Q & A

Q／有這麼多種不同醫療照護的專家，誰才能保障孩子們的健康？

A： 作為父母的您就是保障孩子健康的人。父母必須判斷，並選擇最適合的醫療方式保障孩子的身體健康。幸運的是現在有不少優秀的醫療提供者，如脊骨神經醫學醫師、小兒科醫師及牙醫師等能協助您做正確的決定，這些專業醫療人士可說是您小孩健康最佳的諮詢團隊。

Q／脊骨神經醫學對孕婦也有幫助嗎？

A： 女性懷孕時，因為日漸增加的體重與壓力，常導致下背部、腿部及肩胛骨間等部位疼痛，而有些孕婦也會有頭痛，或是出現噁心、排泄等相關問題。脊骨神經醫學醫師可以輔助孕婦減緩上述問題。

小兒中耳炎
為人父母的夢魘

對於造成小兒中耳問題的原因，目前並沒有非常明確的答案，通常是好幾個因素同時作用及影響所致。

造成中耳積水或耳朵感染的主要因素包括：

❊ 過敏

有些兒童會因為對食物或空氣中的漂浮物質過敏，而導致耳朵疾病。在一項對 104 位患有慢性中耳積水兒童所作的研究中，就有 81 個兒童有食物過敏的現象。若把這些孩子飲食中導致過敏的食物排除，經過 16 周後，86％兒童的情況都得到明顯改善。

最容易引發過敏的食物包括：牛乳製品、蛋、海鮮、豆類、穀物和花生，但對某些人來說，其他食物也有可能是疾病的來源。

❊ 感染

有些中耳問題是因為細菌或病毒感染造成的，使用適當劑量的抗生素，來治療細菌感染所引發的急性中耳問題是被允許的，但若是使用過量的抗生素，將可能造成中耳內的黴菌孳生，而惡化耳疾。

《美國醫師學會雜誌》曾指出「接受抗生素 amoxicillin 治療的兒童，其舊疾復發為未接受 amoxicillin 治療兒童的二至六倍。」

❋ 骨關節機能上的障礙

　　有些研究報告指出脊椎關節、頭蓋骨和顳顎關節的生物力學上的改變，容易造成中耳問題的發生。而這種生物力學上的改變，可能導因於生產前或生產中的創傷或其他影響。在脊椎、頭蓋骨和顳顎部位所作的一些巧妙處理，對某些中耳積水的問題是相當有效的治療法。

❋ 飲食與營養控制

　　飲食控制與營養補充會改善免疫功能是毫無疑問的，過度食用糖類，會造成免疫系統活動遲緩，因此，**減少糖與澱粉的食用量，會加快中耳疾病的復原**。平時應避免飲食精緻食物與氧化脂肪食物，像是薯條、油酥、糖果、餅乾和洋芋片，應多吃蔬菜、水果來補充營養，促進健康。

❋ 心理壓力

　　雖然壓力和耳朵感染或中耳積水問題沒有直接的關連，但壓力確實會影響免疫系統的運作。在針對兒童所做的研究報告中顯示，經常生活在壓力下，或處於消極、負面環境的兒童比較容易生病，且病得較重而不易康復。

❋ 環境因素

　　和抽菸者同住的孩童，罹患中耳疾病的危險為普通兒童的三至四倍，其部分原因為香菸會耗盡體內維生素 C 和 E；而懷孕母親暴露於低劑量的重金屬環境中，如鉛、水銀、鎘或砷，其胎兒較易受

到不良感染，包括耳朵感染。

✻ 治療

常見的中耳炎治療方法，包括抗生素和抗組織胺劑的使用、耳管植入手術、脊骨神經醫學療法（Chiroprac-tic Treatment），但也有許多醫師相信，就算沒有治療中耳問題也會逐漸好轉。一般而言，慢性中耳問題可維持一個月至半年不等，其中，60% 的急性中耳炎案例會自行好轉。

如果三、四天後症狀仍沒有改善，則應使用藥物治療，但若過分使用抗生素和耳管植入手術，在某種程度上來說，可能會提高小兒中耳積水疾病復發的機會。

基於體質與抵抗力對耳疾患者有相當的影響，不少美國人求助於自然且沒有副作用的脊骨神經醫學來改善免疫功能，並且得到相當良好的改善作用。目前已有不少醫學研究結果支持此項療法。

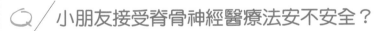

脊骨神經醫學常見Q & A

Q／小朋友接受脊骨神經醫療法安不安全？

A：脊骨神經醫療法是最安全的醫護方式之一，數個月大的新生兒脊骨非常脆弱，脊骨神經醫學醫師會以非常輕的力道進行徒手治療。正常情況下醫療過程完全不會痛，更不會對您的小朋友造成傷害。

保健小叮嚀

1. 禁食過敏食物

避免食用容易造成過敏的食物（如蛋、牛奶、黃豆、花生、蝦和螃蟹等）。

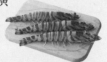

2. 注意居家清潔

保持日常環境的清潔，掃除家中的灰塵、塵蟎、黴菌及蟑螂等，並盡可能不與貓狗接觸。

3. 強化淋巴系統

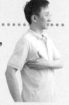

每天按摩乳房及腋下，能幫助淋巴腺暢通。

4. 補充綜合維生素

每日適量補充維生素，有助於身體增強免疫及抗病力。

5. 耳朵維持乾爽

洗澡或游泳後，用紙巾保持耳朵乾爽，避免黴菌滋生。

6. 避免幼兒躺著喝奶

因為此位置容易使牛奶跑到耳咽管，並造成細菌滋生。

7. 落實勤洗手

隨時維持雙手清潔，能有效可以病毒感染。

8. 用鹽水消毒

常用鹽水清洗喉嚨來避免細菌殘留在喉頭。

9. 多喝水，多休息，多運動

可以增強身體的新陳代謝，提升免疫力及抗病力。

10. 流感季節預防病菌感染

如果經常容易感冒，就應該在流感季節及公共場所或人多的地方，要記得帶上口罩。

過動兒
停不下來的精靈

一個正常人可以好好坐著，想做什麼就做什麼，然而自控能力不佳的人，很想好好坐著，身體卻不由自主地移動，腦海中的想法也不停移動。

有位四、五歲的小男孩，剛上幼稚園，長相可愛，但是他不論在家或者出門外，永遠無法安靜下來。隨時隨地，他一直在挪動、走動、躍動，而且體質過敏，一個月感冒數次。媽媽帶得相當辛苦，為了全心照顧他，辭去教職。

來此就診的過程中，我注意到男孩身心的變化。當他感冒時，情緒起伏很大，對媽媽很兇，甚至有暴力傾向。我用自然方法來提昇他的抵抗力，他的過敏減少了，性情平穩許多，還懂得幫媽媽的忙，也變得有禮貌，過動問題得到很好的效果。

✽ 活潑不見得是過動

不少家長因孩子的過動症狀而困擾，但必須釐清的是，孩子很活潑並非就是過動兒。現在的孩子因為營養充足、聰明好動、社會學習資源多，自然而然接觸欲旺盛。因此家長應先客觀評估，孩子是否真為過動兒？

造成過動兒的因素相當複雜。他們幾乎都有脊椎關節錯位，造

成神經系統的傳導不穩，自控能力變差。一個正常人可以好好坐著，想做什麼就做什麼，然而自控能力不佳的人，很想好好坐著，身體卻不由自主地移動，腦海中的想法也不停移動。孩子並不想讓媽媽生氣啊！可是他不知道自己為什麼會這樣。

當孩子頸椎第一節錯位造成神經系統干擾，體質開始過敏，第一個徵兆就是容易感冒。孩子開始吃藥，副作用產生，慢慢影響身體，由於不舒服，總是靜不下來。漸漸的，行為發展產生變化，情緒起伏，跟父母、老師和同學關係不好。衝突越來越多，情緒越積越烈，形成不乖、不好、沒用的自我信念。如果家長老師責罵，自信受損；反之，如果特別呵護、溺愛，他就變本加厲，養成蠻橫無理的慣性。

過動兒注意力無法集中，學習不完整，由於落後、自卑、暴力傾力，與人不能相處，容易造成社會問題。

當矯正了他的關節，神經系統開始正常運作，過敏、感冒逐漸不見了；行為、情緒、自我控制能力、穩定性、自信將一一回復。透過潛意識清理療法（詳見本書 P.249），平衡內臟機能和情緒包袱。加上父母正確的教導方法，修正過度的對待態度，引導孩子恢復正常，根本不需用到藥物。

✼ 過動面面觀

過動兒之所以如此好動，難受父母控制，並不是因為父母缺乏權威性和管束能力，真正的原因是出自於本身神經上的缺陷，而這樣的缺憾通常是由一個，或甚至更多的生理機能上的問題所導致。

藉由下列的特徵，我們可以分辨過動兒和一般缺乏管教的小孩之不同。至於小孩是否為過動兒，還是要經過專業醫師的診斷。

- **過度好動**：手腳及身體靜不下來，這種好動的情形有時可在幼兒時期，從他敲擊或強烈搖晃幼兒床，和敲打自己的頭，就能窺知一二。

- **對於同儕和父母表現出侵略攻擊性**：過動小孩會有衝動去破壞別人的活動及觸摸所有的人和物，有時過度的行為是會危害到自身安全，但他卻不自知。

- **不可預測性**：我們很難知道過動兒在某些情況下會做出怎樣的反應，他們衝動而且易怒，尤其當別人沒有順他的意時。

- **沒有耐心**：過動兒會有很多要求要他人立刻幫他完成，並有時會沒來由的哭鬧或沮喪。

- **注意力不足**：讓過動兒完成一件事並不容易，要他安靜地坐著上課、吃飯，或看電視的忍耐力非常有限，即使是他喜歡的活動，例如看電視時，他就沒有辦法乖乖坐著，他會站起來，不停地移動。

- **協調性差**：過動兒常被視為常出錯或心不在焉，其實是他們的身體左右邊無法協調的緣故，扣釦子、平常穿衣服對他們來說不是件容易的事。因手眼協調差，所以寫字、畫畫和運動細胞很差，並經常會跌跤和撞到東西。

- **不良的睡眠習慣**：過動兒通常都不願意去睡覺，且常常會在半夜醒來，因此無法獲得身體所需的足夠睡眠。

過動兒產生的基本原因有三個，如果發病原因能及早發現，並予以治療的話，此症通常是能完全康復。

· **神經組織的混亂（Neurologic Dis-organization）**：神經系統的進化發展過程是要經過一些特定階段，這是為了讓這個系統在日後能運行於一個最理想的狀態，而這樣的進化發展是由嬰幼兒時期開始。一開始先是學習左右兩邊對稱發展運用，然後才發展成偏向左邊或右邊的發展，這和決定左撇子或右撇子有相互關係。而當此發展過程受到干擾，就會引起身體左右兩邊無法協調，並影響到思考程序，進而造成過動兒的病症。

有些家長認為孩子能儘早走路，代表聰敏、高人一等，常試著讓還沒準備好的幼兒習走或將孩子置於學步車。如此便縮短了幼兒需要的爬行時間，也干擾了神經組織的正常發育。

因過動兒的雙眼無法一起正常運作，無法對所見影像傳送到大腦作正確的判讀，造成他感知周遭環境的困難與困惑感。當他步行、跑步、接球或做基本的運動時，他的四肢時常無法協調得宜。而當神經組織失序時，體內的神經訊息就會跟著混亂，大腦也會錯誤解讀他所得到的訊息，也因此過動兒才會常常說的不是心裡想的，做的與聽到的相反，叫他做某件事，他卻做另一件，這不是故意不服從，而是思考程序上的混淆。

在幼兒時期學習走路時跌撞，以及感冒生病是難免的，而在受傷或生重病之後，神經組織也可能會因為骨關節錯位刺激而有所變化，其病徵就如上述神經組織發展不佳的情況。

家中若有活動不靈敏、做的和想的常不一致，且閱讀和寫字能

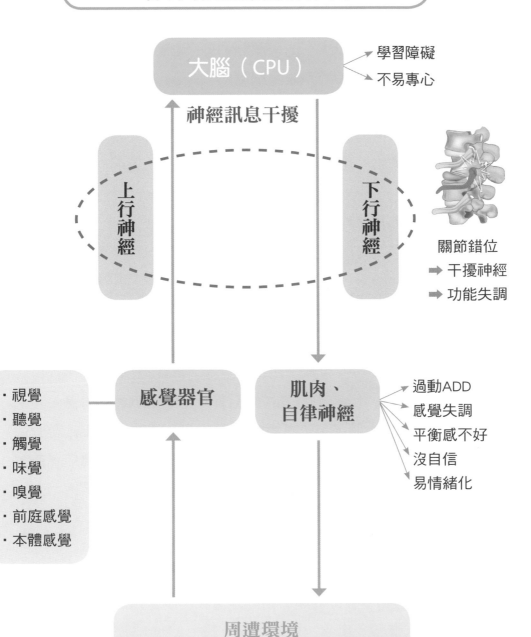

關節錯位造成神經訊息干擾
容易引起感覺統合異常

大腦（CPU） → 學習障礙
→ 不易專心

神經訊息干擾

上行神經　　下行神經

關節錯位
➡ 干擾神經
➡ 功能失調

・視覺
・聽覺
・觸覺
・味覺
・嗅覺
・前庭感覺
・本體感覺

感覺器官

肌肉、自律神經 → 過動ADD
→ 感覺失調
→ 平衡感不好
→ 沒自信
→ 易情緒化

周遭環境

〔過動兒〕停不下來的精靈

159

力差的孩童，應接受檢查，看看是否有神經組織混亂的問題。

- **血糖控制的不穩（Blood Sugar Handling Stress）**：另一個會引起運動機能亢進的原因，是小兒體內的血糖運作不穩定，而造成對血糖相當敏感的神經系統及腦部的運作形成干擾。血糖值會隨著個人的飲食和從事的各式活動而上下波動改變，即使在正常標準裡，血糖值仍無法保持穩定，不斷忽高忽低，也易引起活動力及情緒的變化。孩童應儘量避免常吃糖、加工製品，及含咖啡因的食物。

- **添加物的使用（Food Additives）**：有些孩童會對某些特定的食物添加物相當敏感。色素和防腐劑是與過動兒症最有關聯的兩種物質。透過檢驗，我們可以了解孩童是否會針對某特定食物產生過敏，通常當我們把這些敏感性的食物從孩童的飲食中移除後，他們的病情便明顯地好轉；相對的，一旦忽視飲食控制的話，那些病症很快地又會回復了。

以自然療法來治病的脊骨神經醫學，是應用肌肉動力學（詳見本書 P.244）的檢測來了解患者的身體功能及運作情形後，對於造成神經訊息干擾的骨關節，予以回位來改善神經系統的運作，並配合飲食治療與運動指導，來改善體質以及穩定血糖。

✿ 做個測驗吧！

感能統合失調（感統失調）的孩子常常被列為過動兒。感統失調，是現在很常見的問題，指的是自我控制身體的能力不順。現在台灣有越來越多出國深造的專家，投入這個領域，感能統合班的市場顯得相當熱絡。一旦懷疑是過動兒，會被建議去作感統的測

驗，例如：身體協調性、平衡感、眼睛轉動等，都能檢查生理的控制力。學習爬行、特殊動作，神經系統會因這類訓練而發展得更完整。長久學習一項技能，就會增進其控制力，的確有其效果，但畢竟有限。

感統訓練很辛苦，媽媽帶著孩子每天訓練一到二個小時，而且回家也要進行。我這裡有不少病患，是由感統訓練中心轉介而來。在接受脊骨神經醫學的治療之後，孩子的情形有了更進一步的發展，證明了一種觀點，健康出狀況，訓練效果有限，必須先修復身心機能，當脊椎、關節和神經更正常了，訓練過程也就不會那麼疲憊辛勞了。

保健
小叮嚀

　　除了接受治療以外，父母親及師長的認知與配合也是相當重要的。在美國不少父母親求助於脊骨神經醫學，來改善他們子女的過動問題，並得到相當的效果。在 DIY 方面，則建議玩球類運動（任何球類都很好），因為球類運動較為活躍，可以在遊玩的過程中訓練肌力、注意力、平衡感及四肢的協調。

牽手與推手

> 為先生的生命動力推波助瀾，每一下推動那隻手臂，每一念都在傾注希望。太太的心願很小，也很大，只盼先生的手臂能早日有力地舉高。

有一位計程車司機，五十多歲，中風之後，右手右腳無力抬舉，因為還可以慢步行走，出院後醫生囑咐他多多運動。患者很有心，太太更是賢慧，每天漫步公園成了夫妻倆的共同功課。

❋ 手臂盪鞦韆

如果有人看到他們的散步情景，必然會覺得那是多麼動人的畫面。先生在前一步一步走著，太太在後，除了護著預防跌倒，還一下一下幫他抬手，讓先生的左右手就如常人般擺動。

彷彿推著懸空的鞦韆一樣，因為有太太「助他一臂之力」，那隻失去力量的右手，一前一後擺動著，遠遠看去，真是名符其實的「推手」了。為先生的生命動力推波助瀾，每推動一下那隻手臂，每一念都在傾注著希望。太太的心願很小，也很大，只盼先生的手臂能早日有力地舉高。

他們持續努力了半年後，來到我的診所。我先測驗了他的手臂力量，以及抬舉高度。運動的確有助於自身活力的提昇，但他仍然呈現的無力、發抖現象，也顯示還有很大的進步空間。可喜的是，

經過二、三個月的治療，已回復到近乎正常，走路時雙手也能左右自然擺動了。他的「牽手」不必再為他「推手」，一股獨立自主的力量重新在他身上湧現，這是他太太最高興的事。不到半年，他已回到原來的工作崗位，開起計程車一如身手矯健的都市遊龍，彷彿中風不曾在他的身上發生。

✽ 腦內的一場停電

根據衛生機關的統計，台灣十大死亡原因自民國五十三年起，腦中風就高居第一、二位，而且發病年齡層逐漸下降。中風是腦血管堵塞或破裂所引起的腦內局部破壞，造成半身不遂、昏迷、噁心、言語不清、感覺異常、大小便失禁等症狀。

導致中風的原因，除了腦血管硬化、狹窄、先天性結構異常之外，過度勞碌、情緒激動、心臟疾病、高血壓、營養不良、寒冷氣候，都是造成危機的可能因素。中風之後，大部分患者仍有機會回復正常，先決條件是必須盡快接受治療。除了內科藥物、外科手術及復健醫療之外，從脊骨神經醫學的角度來觀照整體身心，是不可或缺的新思維。

這樣的思考，基於二個要件。

其一，從生理結構而言，中風之後，一跛一跛地走動，由於受力不均常會造成骨關節位移、肌腱不平衡、痠痛無力、神經系統干擾。就如前述的司機，中風發生在腦部，但手臂的力量卻完全不見了，那是因為四肢的神經源於大腦，經由中樞神經系統，分佈到各部位去支撐肌肉的種種活動。如果大腦神經受到破壞，就猶如電器

拔掉插頭，沒電了，一切運作都會被捻熄。

我們對患者的幫助並不在修理他的神經，而是藉由關節的矯正，讓身體力學恢復正常。因為當關節錯位時，身體必須花二到三倍的力量，才能完成原本輕易能為的事，可見力學改變造成多麼沉重的負荷。我們必須先把關節修復，力學正常了，當大腦神經漸漸復原，傳送到此的電量便能通行無阻，神經系統供電正常，手腳也就行動自如了。

其二，從心理層次而言，中風經歷容易引發無助、緊張、恐懼和易怒等情緒，潛意識清理療法（**詳見本書 P.249**）的適時加入，可有效幫助患者把情緒包袱卸除。當然，家屬的耐心照顧、安慰以及鼓勵，更扮演了邁向健康的重要角色。

保健 小叮嚀

除了專業的輔助，中風患者應盡快及盡量地走動和活動筋骨，因為能愈快地回復起坐與步行，愈能減少肌肉萎縮及骨質流失，並且減少功能統合及平衡感的問題。

攝飲食建議

以清淡為主，少鹽、少糖、少油脂，避免油炸食物，可多食用蔬果及深海魚，有助於減少血中油脂及預防便秘。同時注意飲食的總卡路里數及營養是否充足和均衡，必要時，亦可食用綜合維生素來補充身體的需求。

最後，放鬆心情、充分休息，冬天裡注意保暖。如此飲食、營養、休息三管齊下，才能加速中風患者恢復健康。

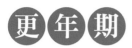 健康跨越人生門檻

更年期是身體進入老年期的一個過渡時期，它並非疾病。除了曾做過子宮或卵巢切除手術及化療等因素外，大部分女性在五十歲左右，因卵巢功能退化、女性荷爾蒙分泌逐漸減少，便開始步入更年期。

此時多數婦女常會受到更年期症狀的困擾，如熱潮紅、心悸、盜汗、頻尿、失眠、腰痠背痛、心情焦慮、注意力不集中、容易疲倦等不適，以及皮膚乾燥老化、陰道萎縮、乾澀，以致性交疼痛等問題。此外，**女性荷爾蒙大幅降低會造成骨質快速流失與血脂上升，大大地增加了罹患骨質疏鬆症和心血管疾病的機率**。但仍有不少中年婦女在毫無徵兆，或只經歷部分上述症狀，就跨過更年期，其最大的原因是這些幸運的女性擁有健康的身體。

當身體處於健康狀態時，新陳代謝、血液循環、神經運作、內臟機能及抗壓能力較佳，因此能順利地應對更年期所帶來的生理變化。相對地，長期忽略身體與心理的問題，會導致身體機能衰退，終致無法承受停經後的諸多不適，並加速老化的現象。

當女性面臨更年期時，腎上腺和脂肪細胞便成了女性荷爾蒙的**主要來源**。腎上腺的主要功能是幫助人體應對各種壓力，並且與生理的各種機能有著密切的關係，如心跳、血壓、血糖、體溫、內

165

分泌、瞳孔收縮、情緒、自律神經的運作都與腎上腺有關。現代女性在社會中，經常扮演著多重角色，長時間生活或職場上的壓力累積，會造成身心的負擔，且將損耗腎上腺。

當腎上腺機能不足時，人體將難以面對壓力，並容易導致體內脫氫異雄固酮（DHEA，**多種賀爾蒙的前身**）的製造減少，荷爾蒙的形成也因此下降，加速人體老化的過程。此外，過度消耗的腎上腺也將導致肥胖、氣喘、腸胃潰瘍及心血管疾病的發生。

平日的保健可以為身心減壓，並幫助平衡腎上腺與荷爾蒙；而脊骨神經醫學對疾病的預防與治療並重。骨關節錯位會造成肌肉緊繃、血管收縮及神經訊息干擾，並引起更年期各種不適的症狀。對此，脊骨神經醫學醫師會將錯位的骨關節復位，以改善人體結構上的不穩定。對於長期壓抑於心中的情緒，則可藉由潛意識清理療法（詳見本書 P.249）來釋放，以達到穩定情緒、改善失眠及自律神經系統的運作。

保健
小叮嚀

　　藉著正確的飲食、運動與生活作息，達到各個器官與體內荷爾蒙、酵素的協調運作。在此建議女性朋友，除了適度運動，以改善血液循環、遠離肥胖外，飲食上也應攝取高鈣、維生素 D、低脂、低膽固醇、高纖維及富含抗氧化成分的食品。每日可多吃蔬菜、水果、大豆、魚類及乳製品，並且補充綜合維生素及魚油以確保這些營養素的攝取充足。

　　另外，部分停經的婦女有較嚴重的生理症狀，需要依靠荷爾蒙補

保健
小叮嚀

充療法，但近年來研究發現，長期補充荷爾蒙會增加乳癌的罹患率，因此令許多婦女不敢接受荷爾蒙治療。其實，患者可考慮使用無副作用的植物性荷爾蒙，植物性荷爾蒙主要取自植物和水果中，尤其是大豆的含量特別多，而地瓜、蜂膠含量也很豐富。植物性荷爾蒙可以降低更年期的症狀，特別是改善膽固醇的組成，有助於減少心臟血管疾病的發生。

　　更年期雖無法避免，但它並非是一段痛苦的過程，建議女性朋友應以預防重於治療的態度來看待更年期，重視更年期前的身心調理與保健，將有助健康順利地跨越更年期。

更年期 4 大飲食關鍵

1.
攝取高鈣、維生素 D、低脂、低膽固醇、高纖維及富含抗氧化成分的食品。

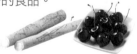

2.
每日可多吃蔬菜、水果、大豆、魚類及乳製品。

3.
補充綜合維生素及魚油。

4.
停經婦女可補充天然植物性荷爾蒙，如：大豆、地瓜、蜂膠。

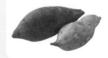

骨質疏鬆症
終身保鈣要趁早

任何一個時間點都可以是生命的加油站，越早起步，有所用心，身體就會有所回饋。

有位八十六歲的阿嬤，過去四十年來，吃遍了中西藥方，全身筋骨仍不舒服。二十年前，阿嬤還曾經跌斷二隻手臂，可見當時已存在骨質疏鬆的問題。

她來我這裡診療保健已有五年時間，對她的病情我已相當熟稔。有一次，她不慎跌倒，滿臉瘀傷，當時趴在地上，四下無人，足足有二十分鐘無力爬起。那段時間裡，她想，這下子一定完了，二十年前摔一跤就斷了雙臂，現在年紀這麼大，後果不堪設想。當她扶著身旁的垃圾桶，緩緩撐起，經家人緊急送醫，發現只是皮外傷，沒有絲毫骨折。

如此高齡跌一大跤，而無傷筋動骨，我真為她慶幸，五年來她持續補充鈣片，在緊要關頭救了她一命。從這位老人家身上，我鮮明地看到，任何一個時間點都可以是生命的加油站，越早起步，有所用心，身體就會有所回饋。就因為遵照一個正確觀念為身體補充鈣質，讓她逃過了一劫。

年紀增長，尤其是女性，骨質問題必須非常重視。根據最新統計資料，男性患有骨質疏鬆症者，也在快速上升中。食物的精緻

化、作息慣性、以車代步、運動減少，加上攝取咖啡、酒、可樂，影響鈣質吸收，骨質疏鬆已是全民要注意的問題。

✳ 愛骨如惜金，平常多儲存

女性在更年期之後會有很多鈣的流失。根據美國研究發現，停經後婦女約四分之一會發生骨質疏鬆症，每四名六十歲婦女中，就有一人有腰椎壓迫性骨折；而每五名八十歲婦女中，就有一人發生大腿骨折，得坐輪椅。骨質疏鬆是很危險、脆弱的，而且容易造成其他的健康隱憂，及因生活不便所帶來的家庭與社會負擔。

年紀大時走路平衡感不好，牙也差，吃東西少，吸收少，所以要運用到之前儲存的骨本。女性儲存骨本最好是在三十五歲以前，給將來五十歲以後要用的。如同骨頭的銀行帳戶一樣，現在很多醫師建議女性二十歲就要開始補充鈣，可從飲食中攝取，另外，鈣片是個方便而有效的方法。

但是，各種鈣片充斥於市，有些的成分並不相同，除應慎選外（建議選用液體鈣，即使腸胃消化不良的人也容易吸收，而且應該搭配維生素 D_3 營養素，所以對缺乏日曬的人，也能協助鈣質進入骨骼），也應加上運動及其它保健來增加鈣的吸收。這是所有能預防的疾病中最能掌握，而且費用低廉的。因此，及早預防骨質疏鬆症，才是上策。

鈣是人體含量最高的礦物質，其中百分之九十分布於牙齒及骨骼。骨骼的新陳代謝每天都在進行，蝕骨細胞會不斷地把舊的骨頭

破壞掉，而造骨細胞會製造新的骨頭。骨骼變化可依年齡分為幾個不同階段：

出生至 35 歲

是人體骨骼的成長期，此時骨頭的建設多於破壞。

35 歲以後

因為骨骼破壞多於建設，開始以大約每年百分之一的速度緩慢流失。

50 歲以後的停經婦女

則以每年百分之二至百分之五的速度快速流失，若此時不重視保養，六十歲以後肯定會得到骨質疏鬆症。

✿ 骨質密度影響生命靈活度

鈣除了與骨骼及成長息息相關外，在生理機能上也扮演著多重的角色。如參與凝血裏的形成，促進鐵質新陳代謝，與血液凝固有關；幫助肌肉的正常運作以及避免肌肉抽搐，特別是夜間腿部抽筋；協助神經系統的穩定及神經訊息的傳遞；減少子宮肌肉抽筋，並緩和女性的生理痙攣；改善失眠與緊張的情況；維持心臟與血管的收縮；維持體內酸鹼平衡及增強免疫力。因此當人體中鈣不足時，不僅影響上述的生理運作，還可能導致腰痠背痛、駝背、脊椎或關節變形、身高變矮和行動力受限等症狀。

造成骨質密度減少的原因，除了年齡及停經外，還包括：

· **疾病**：如雙側卵巢切除、副甲狀腺機能亢進、腎疾、肝疾、腸道吸收不良等，或是因病長期臥床、缺乏運動者。

- **藥物**：如抗痙攣、抗凝血、含鋁制酸劑、利尿劑、類固醇、甲狀腺劑及化療等。

- **營養不良**：缺乏鈣質、維生素D、K等。

- **不健康的生活習慣**：攝取過多高蛋白、高鹽食物、喝酒、抽菸、飲用含咖啡因飲料或久坐於辦公桌前，缺乏運動等。

保健 小叮嚀

　　質疏鬆症雖不易治療，但卻有很好的預防方法——增加骨本與減少鈣質流失。**二十五至三十五歲是骨骼發育的顛峰期**，也是儲存骨本的關鍵時刻。而懷孕期間，因為體內會分泌荷爾蒙來幫助母體吸收鈣質，因此也是增加骨本的好時機。

在飲食方面

1. 攝取高鈣食物：

平時可多攝取蛋類、豆類、魚類及牛奶或乳製品等含鈣量高的食物。

2. 補充高鈣蔬菜：

在蔬菜方面，深色、綠色蔬菜，如甘藍菜、綠花椰菜、海帶、金針及九層塔等，也是鈣質的良好來源。

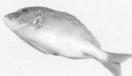

3. 避免流失鈣質的飲食：

應避免高鹽、高蛋白等飲食，還有菸、酒、咖啡，以防止骨質加速流失。

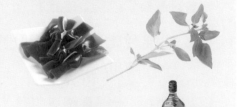

4. 每日鈣質攝取量：

每天吃一粒鈣片是儲存鈣質的好方法，而鈣質的補充量會依照對象而有所差異，例如：

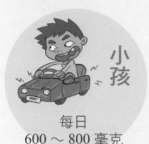

小孩

每日
600 ～ 800 毫克

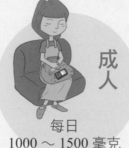

成人

每日
1000 ～ 1500 毫克

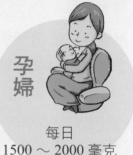

孕婦

每日
1500 ～ 2000 毫克

5. 長期吃素、飲食不均或腸胃道疾病患者或服用慢性處方藥患者：

鈣質在體內的代謝有賴於維生素 D 和 K，因此建議長期吃素、飲食不均或腸胃道疾病患者，或須常常服藥者，每日補充一粒綜合維生素來確保這些營養的需求。

在運動方面

每日三十分鐘的步行可以幫助骨質密度的增加，因為當骨頭受力時，會造成它對鈣的需求，並增加對鈣的吸收，換言之，骨頭是愈用就愈強健。

脊骨神經醫學常見 Q & A

Q／**如果我覺得身體沒問題，還需要接受脊骨神經醫學的幫助嗎？**

A： 即便您覺得身體沒問題，脊骨神經醫學會幫助您的身體維持所需的健康程度。脊骨神經醫學醫師可以推薦您一套適合脊椎保健計畫，建議您如何維持正確站姿及坐姿、指導飲食資訊及背部運動。脊骨神經醫學不僅是治病醫學，也是保健醫學。

經期症候群
幾乎忘了它的存在

經痛是個相當普遍的婦女問題，其常見的程度已使人們誤認為它是一個正常的現象。事實上，經痛或月事不順並非正常，而且是可以改善的。

根據統計，約有百分之五十的女性患有經期症候群。這些女性通常在經期中或月經前後，出現小腹悶痛、腰椎與兩腿痠痛、水腫，以及情緒不穩或低潮等症狀，有時還會伴隨頭痛、頭暈、噁心、嘔吐、腹瀉或便秘。這些症狀若是嚴重時，患者往往無法正常工作，或是生活品質受到影響。

當骨盆腔的關節有錯位或位移時，骨盆腔的肌肉與韌帶便會有鬆緊不當的現象，導致骨盆腔的壓力、發炎和子宮的壓迫，甚至於造成子宮後傾與沾黏等問題。傾斜的子宮有如彎折的水管無法讓水流動自如，所以當月經來時，因血液循環不良，容易導致血塊的形成和經血因缺氧而呈現暗紅的顏色。子宮後傾還會使經血不易流出因而產生下腹悶痛的現象。

當處於壓力時，身體會造 prostaglandins（攝護腺素）和 vasopresssin（血管加壓素）等激素，並造成肌肉與血管收縮，以及組織發炎與破壞的現象。月經來臨時，患有經期症候群的女性，其子宮內膜會製造分泌過量的 prostaglandins（大約為正常女性的

四倍之多），並造成生理諸多的不適狀。例如：若有關節錯位，則關節本身以及其周遭的組織結構有較敏感的現象，而血液中大量的 prostaglandins 會刺激這些已較敏感的部位，並引發陣痛等不適。

神經系統的運作受干擾也是經痛的原因之一。由於控制子宮的神經源於第十至第十二節的胸椎神經根、第一與第二節的腰椎神經根和第二、四節薦骨神經根，因此當脊椎或骨盆的關節有錯位時，就可能會影響子宮正常運作，並且引起經期不順。

另外，不當的飲食習慣也會導致與加重經期症候。例如：時常攝取含油脂或油炸類食品，或平時攝取水分不足等，容易造成 prostaglandins 的形成，並引起發炎的現象。而偏食則容易造成維生素 B 群、鈣、鎂以及卵磷脂的攝取不足，造成肌肉與子宮無法放鬆。

長久以來，已有不少患有經期症候群的歐美民眾受益於脊骨神經醫學（chiropractic）的治療。在治療上，脊骨神經醫學醫師會診斷出脊椎與骨盆上有錯位的關節，並以手法治療（**可參見本書第 107 頁**）使其回復正確位置，來達到減少神經根的刺激與干擾。

對於腰部肌肉的緊繃現象，則可以利用物理治療的方式，例如熱敷、按摩來舒緩。脊醫所應用的潛意識清理療法（**詳見本書 P.249**）可以幫助降低生活中累積的情緒與心理壓力，因此減少腎上腺的負擔以及 prostaglandins 的生產，改善經期候群的諸多不適症狀。脊醫通常會對患者的飲食習慣與營養攝取多加了解，並給予適當的建議，以及詳細的病源探討與自然療法之應用，脊骨神經醫學能幫助患有經期症候群的女性恢復健康。

保健
小叮嚀

1. 避免冰冷食物

建議女性朋友平時應避免冰冷的食物,以減少子宮收縮而造成不舒服的情況發生。

2. 易引起發炎的食物

生理期來臨時,應減少蛋、肉、油脂及油炸類食品,來減少發炎的可能性。

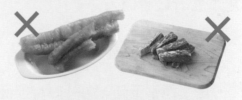

3. 避免吃甜味食物、咖啡

並且減少甜食、咖啡因飲料的攝取來減少腎上腺的負擔。

4. 維持均衡飲食

相對地,應多補充足夠的水分及營養,包括蔬菜、水果、豆類,以及深海魚的食用,讓身體能維持在最佳的狀態。

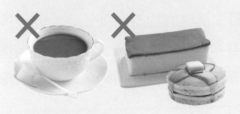

5. 補充維生素

不少文獻指出維生素 A、C、鋅、鐵、鈣、鎂、維生素 B 群以及含量豐富 EPA 的魚肝油有助於經期症候減輕,因此可考慮補充這類營養素。

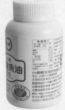

6. 調節身心靈健康

正因為壓力、緊張以及缺乏睡眠,都會導致經期不順,平時應養成運動的習慣、調節生活步調和充足的睡眠來降低壓力的產生,有效預防經期不順。

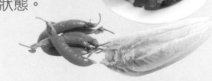

〔經期症候群〕幾乎忘了它的存在

疲倦症候群
瞌睡的眼神

不論在公車或捷運上，甚至於在辦公室和教室裡，處處可見正在打瞌睡的人。

探究這些流露出童話故事中七矮人的「瞌睡蟲」惺忪眼神的原因，除了睡眠不足，另外尚有很多不同因素都會造成疲倦，在此將一些導致長期疲倦的潛在原因羅列如下：

❀ 濫用抗生素

美國研究發現，有長期疲倦現象的人在兒童時期、青少年及成人時期，通常都有過度使用抗生素的歷史。濫用抗生素不但會破壞營養的消化及吸收，影響免疫系統，改變腸內益菌的生態，還會讓黴菌滋生及造成其他問題。

❀ 血糖疾病

糖尿病與低血糖都和疲倦有關，糖尿病可以藉由驗血和驗尿來確定，但在吃過飯三至五小時之後，若覺得精疲力盡的話，就得懷疑是低血糖。改善飲食習慣以及適度運動，有助於血糖的控制。而因某些營養素如鉻，在血糖控制中扮演關鍵的角色，所以維生素和礦物質的評估與補充是很重要的。

❈ 消化不良

消化不良是現代常見的文明病，並且可能導致疲勞，還有因為壓力以及西式飲食的普及，大腸激躁症也已成為國人常見的消化疾病，其最主要的症狀包括便秘、腹瀉、噁心，時有便意及脹氣。誘發這種症狀的因素包括低纖維飲食、食物過敏、常吃止痛藥、濫用抗生素、乳糖不耐症、寄生蟲感染、腸內菌過度生長以及精神壓力。

❈ 疾病

疲倦通常是心肺疾病或神經、腎臟、肝臟、自體免疫等疾病和癌症的早期徵兆。基於這個理由，為了要排除這些嚴重的問題，有賴於完整的學理檢查。

❈ 肌肉纖維疼痛症

此病症的特徵是慢性頸部疼痛、肩膀疼痛、臀部疼痛以及背痛，並常伴有腸胃敏感、呼吸急促、睡眠障礙、起床時關節僵硬、緊張性頭痛，以及對於冷熱溫敏感等，百分之九十患有肌肉纖維疼痛症候群的人有長期疲倦的困擾。

常用的治療方式包括飲食控制、營養治療、脊椎關節方面的處治、健康諮詢、按摩、藥物治療、運動、肌肉伸展以及社會支持。

❈ 體力不佳和血液循環不好

建議容易疲倦的民眾平時多做運動，來改善血液循環，並增強

活力及行動力。

✿ 病毒感染

疲倦有時是某些病毒感染的後遺症。這些致病的微生物包括皰疹病毒、巨細胞病毒、EB 病毒、Borrelia burdorferi、黴菌、白色念珠菌、結核菌及寄生蟲。

✿ 不當飲食和營養不良

吃太飽或攝取高碳水化合物飲食，有時會使身體增加釋放有鎮定作用的神經傳導物質色胺酸（serotonin），而導致昏昏欲睡及行動緩慢。而高熱量的油脂食物比較不易消化，使部分大腦的血液流通到胃部，而導致疲倦。

此外因維生素、礦物質、必須脂肪酸，以及其他的營養是身體能量的來源，當 Coenzyme Q_{10}、維生素 B_1、B_6、B_{12}、維生素 C、鎂、鐵、葉酸、左旋肉鹼、氨基酸、必須脂肪酸等缺乏時，人體將無法製造能量，疲倦就容易產生。

✿ 處方藥物

很多藥方會造成體內養分流失，引發營養不足而導致疲倦，常用藥的患者應向醫師或藥商諮詢有關這方面的問題，但在還未諮詢醫師之前，請不要隨意換藥。

✿ 過勞及心理因素

長時間工作及長期處於憂鬱、焦慮及壓力中，容易導致疲倦，

調整生活步調和勇敢地面對問題,並在有必要時接受心理輔導,有助於改善此狀況。

✻ 睡眠障礙

多方面的因素都可能造成睡眠困擾,例如日夜班時差、運動太少、慢性病、營養不足、飲食習慣、藥物作用、睡覺時呼吸不良、睡姿不良、肌肉收縮、心情不佳或是季節性的光照不足。

✻ 甲狀腺和腎上腺的問題

因為精神好壞與新陳代謝及壓力控制有關,異常的甲狀腺和腎上腺功能都可能導致疲倦。

✻ 不良的人體工學

事實上人體花費不少的精力來維持姿勢,骨關節錯位或任何不當的姿勢變化,都會對肌肉造成額外的負擔,例如穿高跟鞋相較於穿平底鞋會導致較費力的人體工學,並會增加人體對氧的需求量,因此容易造成有疲勞的現象。脊椎關節方面的調理,肌腱的伸展及按摩和姿勢的矯正,可以幫助因人體功學異常所引起的疲勞。

一般在美國,患有疲倦症候群的民眾,會求助於脊骨神經醫學醫師,多數患者在接受脊骨神經醫學醫療後,都得以脫離疲倦的障礙,重新擁有健康的人生。

保健
小叮嚀

1.

補充綜合維生素
和礦物質。

2.

避免吃太多澱粉類食物，少用糖、
酒精及咖啡。

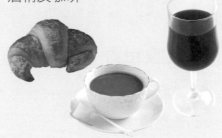

3.

多吃高纖低脂食品，常
喝養樂多或優酪乳來補
充益菌。

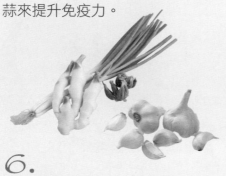

4.

適度的運動，以及保
持良好的姿態。

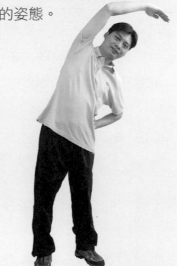

5.

飲食多元化，並時常吃蔥、薑、
蒜來提升免疫力。

6.

避免過勞或熬夜。

PART2・個案篇 〔排除化學障礙〕

180

淋巴系統阻塞
人體的下水道

如果淤積不通，就像台北市區尖峰時段的塞車一樣，車流量大但窒礙難行，超過了道路的負荷，交通就打結了。淋巴一如路況，一旦阻塞，當然容易造成腫脹。淋巴運作不良的患者時常會感到無力、血路不順暢、四肢冰涼、關節不靈活、刺麻與腫脹；此外，夜間頻尿和磨牙也可追溯於淋巴阻塞。

我在美國執業時，有一位美籍女士前來就診，正為乳房纖維腫而憂苦不已。當我為她作胸部觸診，發現硬結情況令人驚異，形容得具體一點，她的雙邊乳房簡直就像二個袋子裝滿了彈珠！

✽ 彈珠之戰

在此之前她已動過七次手術拿取「彈珠」，但是拿了又長，長了再拿，如此循環至今，連動七次刀，還在與彈珠作拉鋸戰。手術醫生為她十分擔憂，深恐日後形成腫瘤。

我在確定她的纖維囊腫，並無癌化的狀況下，將她偏移嚴重的胸腔關節矯正，並且清除情緒壓力，更積極要求她每天按摩胸部四次。雖然只是這樣的步驟，三個月後，她那難纏的「彈珠」已減少一半，再三個月，幾乎完全消失。

其他體系的醫療也認同，乳房出現丸狀的纖維囊腫，肇因於淋

巴阻塞。尤其對女性而言，乳房是新陳代謝率極高之處，有較多的身體廢物產生，被排到淋巴系統中去。如果淤積不通，就像台北市區尖峰時段的塞車一樣，車流量大但窒礙難行，超過了道路的負荷，交通就打結了。淋巴一如路況，一旦阻塞，當然容易造成腫脹。

人體內運輸的主要方法，包含動脈、靜脈以及淋巴所形成的血液循環。動脈與靜脈屬於高速道路，而淋巴則相當於普通街道，與身體大部分細胞直接接觸；其總長大於全身動、靜脈及微血管的長度總和，可見淋巴的重要性。

淋巴系統的主要功能包括運送養分、蛋白質、脂肪、膽固醇、荷爾蒙，以及白血球，並將細胞組織代謝後所形成的毒素和廢物帶離，因此淋巴也可說是人體的下水道。**當人體受病菌感染時，如感冒或受傷等，淋巴組織就會將這些入侵的微生物團團圍住，並製造白血球將它們吞噬，扮演的是禦敵作戰的重要角色。**

正因為淋巴系統對人體有著多重的影響，當淋巴有阻塞或功能出現異常時，將會造成多樣不適。臨床常見的病症，包括各式感染或發炎現象，如上呼吸道感染：耳炎、鼻竇炎、喉嚨腫痛、感冒、腮腺炎、肺炎、及支氣管炎；甚而如網球肘、反覆性的腳踝扭傷、腰背疼痛之類的筋骨問題，也與淋巴健康有關。淋巴運作不良的患者時常會感到無力、血路不順暢、四肢冰涼、關節不靈活、刺麻與腫脹；此外，夜間頻尿和磨牙也可追溯於淋巴阻塞。

✽ 透視淋巴阻塞之因

造成淋巴系統阻塞的原因，包括肌肉不平衡、骨關節錯位、運動量不足、水分攝取太少、以及精神壓力。

淋巴系統的作用在於將身體四周的淋巴液帶回，並注入胸腔的靜脈，以便帶至肝臟進行處理；**一旦胸腔周遭的肌肉失去平衡，則容易造成淋巴的壓迫，並且減少呼吸的律動，導致淋巴液的流動困難。** 所以，保持胸腔四周的肌肉鬆緊正常相當重要。

再者，胸椎與肋骨的關節錯位，也會導致胸腔的肌肉太過緊繃而影響淋巴運作。在結構上，雖然淋巴和動、靜脈相似，但它卻沒有心臟作為動力，而是透過淋巴周遭的肌肉收縮所產生的擠壓力來推動淋巴液，因此活動不足也是淋巴阻塞的常因。

另外，由於液體為運輸與排毒的主要元素，當身體有發炎現象，如生病、腹瀉、嘔吐或大量運動後形成缺水時，常導致淋巴排泄不順暢。

不能忽略的是精神層面，情緒壓力常會造成肌肉緊縮，影響淋巴的流通，所以重視心理健康，對改善血液循環是有幫助的。

····• 脊骨神經醫學 常見 Q & A ••····

Q／何謂Subluxation？

A： Subluxation由兩個拉丁字組成，luxate意味「脫臼」或是「位移」，sub則是「輕微」或是「有點」的意思，在脊骨神經醫學文獻中，Subluxation意指骨關節輕微位移，而造成神經訊息干擾，使生命機制無法發揮其正常功能。如此一來，除了神經系統外，肌肉、血管、淋巴及器官組織都會受到影響而導致免疫力失調及疾病的產生。簡單地講，Subluxation就是「神經訊息干擾」。

促進淋巴系統流通有助於改善血液循環、增進新陳代謝、以及提升免疫力，以下提供幾項有效的淋巴保健方法：

1. 保持良好的姿勢

可減少肌肉的不平衡與改善呼吸的律動。站立時，從側面觀察，良好的姿勢應該是自耳朵、肩膀、大腿、髖關節、膝蓋及腳踝成一直線。（無論坐著或站著，想像一顆汽球將頭部向上拉升，自然會發現姿勢變好了。）

2. 按摩胸腔淋巴區域

即整個胸腔包括腋下以及乳房，早晚各一次，每次大約五分鐘。當按摩此處時，若感覺疼痛即代表有較嚴重的淋巴阻塞，建議每日多按摩二次，以加速淋巴的流暢。

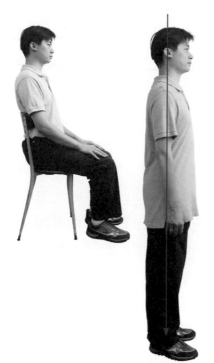

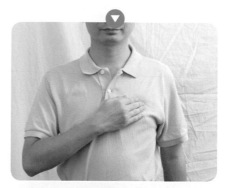

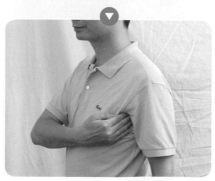

3. 每日固定運動

每日至少進行三十分鐘的運動，例如散步、游泳或者騎單車。

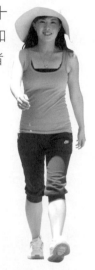

4. 適量補充水份

每日喝下 2000cc 的水分。

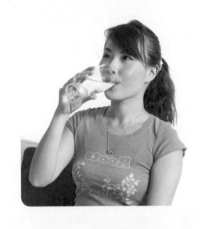

5. 放鬆身心靈

每天為自己安排一些休閒時間，輕鬆一下。

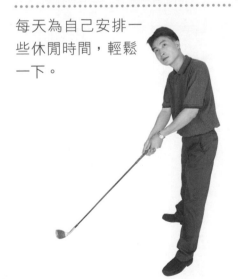

6. 定期接受醫檢

接受脊骨神經醫學醫師的脊椎檢查及治療。

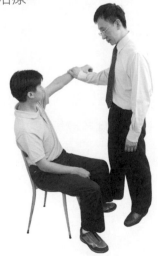

大腸激躁症
關心你的便便

女性患此症是多於男性，常見的症狀包括肚子疼、脹氣、便秘、拉肚子、反胃及有時大便帶黏液，通常在上完廁所後就不痛了。

大腸激躁症（Irritable Bowel Syndrome）是一種很常見的腸胃疾病，在美國大約有二成的人罹患此症，在台灣則更為常見。大腸激躁症有很多的別名，例如：抽筋性大腸症（spastic colon）、緊張性腸胃症（hyperactive bowel syndrome）、機能性腸症（colitis）等。

女性患此症是多於男性，常見的症狀包括：肚子疼、脹氣、便秘、拉肚子、反胃及有時大便帶黏液，通常在上完廁所後就不痛了。如果上述症狀在一年裡至少持續三個月以上，且經由胃腸專科醫師確定不是因腸炎、瘜窒、瘜肉或腸癌所引起，則診斷為大腸激躁症。

大腸激躁症顧名思義就是腸胃比較敏感、腸子蠕動收縮比常人快，且容易因為環境刺激、壓力上升而被影響，也有遺傳的傾向。大腸激躁症形成的原因非常複雜，包括中樞神經系統不協調、食物因素、作息不正常、情緒壓力、新陳代謝異常、感染疾病、藥物使用及睡眠不足等。

❋ 大腸激躁症常見的病因

· **運動傷害、車禍或意外創傷以及姿勢不良**：這些都容易引起脊椎骨關節錯位而刺激脊椎神經根，並干擾神經訊息的傳輸，造成中樞神經對胃腸神經及肌肉的「指揮」有不協調的現象，導致大腸激躁症。

　　早在西元一九二一年，醫學雜誌《Medical Times》曾指出：「脊椎側彎和脊椎骨關節錯位，尤其是腹脊、骨盆腔以及尾椎錯位，會造成中樞神經的刺激，並引起大腸激躁症及便秘的問題，而這些腸胃疾病則在骨關節回位後，得以解除。」

· **不良的飲食習慣**：食用過多的咖啡因、酒精、油炸、高脂食物或纖維質攝取不足，容易干擾腸胃的蠕動；而常吃豆類、乳製品及發酵或易造成脹氣的食物，則會刺激腸胃，因此多數東方人缺乏乳糖酵素，所以不容易將乳製品完整地消化。另外吃飯時無法定時定量、邊吃邊談公事、吃得太飽或太急，也容易刺激腸胃引發大腸激躁症。

· **情緒壓力**：情緒壓力與腸子蠕動有密切關係。有心理研究指出，大腸激躁症患者的父母通常比較獨斷；患者本身則有潔癖、固執、不易放下、容易情緒化，以及有防禦性較強的傾向。其實，大腸激躁是最常見的的心身症之一，也就是說，情緒包袱長期壓抑於潛意識中，經由生活所遇壓力再度刺激時，引起潛意識的情緒對於生理器官造成影響而發病，也因此，當大腸激躁症者面臨壓力時，就會有腸胃不適的現象。

- **疾病的感染與藥物的使用**：因為生病和藥物會給予腸子很多的壓力，並且干擾腸子的運作，以及改變腸內環境的生態，例如消化酵素的不平衡、腸壁的刺激、腸子裡PH質的改變、腸中益生菌無法生存或大量減少、病菌孳生等。有些研究顯示，在感染嚴重細菌性腸炎六個月以後，有百分之七的患者會有大腸激躁症。此外，新陳代謝失調症，如甲狀腺機能亢進、睡眠、飲水、運動量不足，以及憋大便或解便習慣不規律等，都可能導致大腸激躁症。

在治療上，美國有些大腸激躁症患者會求助於脊骨神經醫學的治療，並獲得改善。脊骨神經醫學醫師能準確地診斷患者的脊椎，並且將錯位的骨關節予以回位，改善神經系統的運作。同時，對於患者的飲食及生活作息除做了解和給予專業的建議；醫師還會應用營養學、食療、排毒以及能量療法（詳見本書 P.246）等自然療法，來改善患者的生理機能與新陳代謝。

對於情緒或壓力造成的生理變化，可藉由脊醫的潛意識清理療法（詳見本書 P.249）去除情緒包袱，並達到減壓及改善睡眠的效果。

保健小叮嚀

除了治療，患者應注意自己每日解便的習慣，平時多運動，避免熬夜或睡眠不足，並多喝水、多食蔬果，少食含酒精、咖啡因及油炸高脂食品，和避免濫用藥物。

  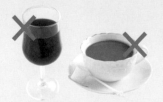 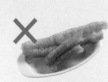

多喝水　　　多食蔬果　　　少食含酒精、咖啡因食物　　　油炸高脂食品

低血糖症
細胞的能量失調

國人每七人就有一人患有糖尿病，患有低血糖症的民眾更是不計其數，其中最常見的症狀，包括疲倦、頭痛、頭暈、視力影響、呼吸不順、背痛、腸胃問題、減少性能力、過敏、發抖、四肢痠麻，以及對食物有強烈的慾望，並可能導致肥胖。

在醫學發展迅速的今天，低血糖症與糖尿病發生率仍持續保持上升，實在令人憂心。根據近年統計顯示，國人每七人就有一人患有糖尿病，而患有低血糖症的民眾更是不計其數，可見其嚴重性。

引起血糖不穩定的原因除了基因遺傳，最主要還是不當的飲食作息，特別是飲食過於精緻化。血糖為身體所有細胞的能量來源，當血糖不穩定時，會造成身體機能運作不良，引起多種症狀，其中最常見的症狀，包括疲倦、頭痛、頭暈、視力影響、呼吸不順、背痛、腸胃問題、減少性能力、過敏、發抖、四肢痠麻，以及對食物有強烈的慾望，並可能導致肥胖。

另外，因為神經細胞對於血液中的葡萄糖量尤其依賴與敏感，例如大腦使用大約百分之四十的所有血糖，所以當血糖起伏不定時，與神經和精神相關的症狀也可能發生，如思緒困難、注意力無法集中、記憶力減退、情緒低潮、焦慮不安、欠缺滿足感，甚至於有自殺傾向。一旦血糖不穩定的情形持續過久時，將可能轉變為第二型糖尿病。

造成血糖控制不當的因素很多，常見的原因為：

- **胰島素過高症**：當我們吃下含有糖或澱粉食物時，胰島腺便會產生適量的胰島素將血液中的葡萄糖帶到身體所有細胞，並防止過多的血糖停留在血液中而引發糖尿病症狀。

  當一個人常常吃下大量的糖或澱粉質時，過量的胰島素便會被釋出，並造成血糖值過低，導致身體不適；若此時再度選用含高糖份的飲食來提升血糖質，將會刺激更多的胰島素分泌，加重血糖質過低的情形，形成一個惡性循環。

  容易造成胰島素過高症的食物，包括所有含高糖及高澱粉質的飲食，例如可樂、糖果、餅乾、糕點、麵包以及麵食等精緻食品；另外，中國人烹調時常使用的味素也容易造成胰島素的分泌過多。因此，預防胰島素過高症的最佳方法就是盡量避免食用這類食物，並且選擇未經精緻化的五穀雜糧製品來補充人體的碳水化合物。

- **功能性腎上腺機能不足**：當人體血糖低於正常值時，腎上腺會幫助提升血糖；但當腎上腺機能因某些原因而有不足時，低血糖症便容易發生。造成腎上腺功能失調的原因有長期處於壓力狀態（如：生病、工作忙碌）、飲食不均衡、使用香菸和咖啡因等刺激物、人體內部結構性的失調（如脊椎關節錯位），以及長期使用類固醇藥物。

- **腸胃消化不良**：不當的消化過程會影響糖分的吸收，並造成血液中葡萄糖不足的現象。

- **不良的飲食習慣**：不少愛美人士使用不正常的節食方法，以及長期因忙碌而無法定時用餐的人，也較容易患低血糖症。

預防低血糖症以及糖尿病的發生，必須對以上所述的血糖不穩定的成因有所了解，並修正生活作息；在治療上，患者可接受脊骨神經醫學醫師診治減輕精神與生理的壓力，並將錯位的骨關節回位，以改善內臟及腺體的運作。

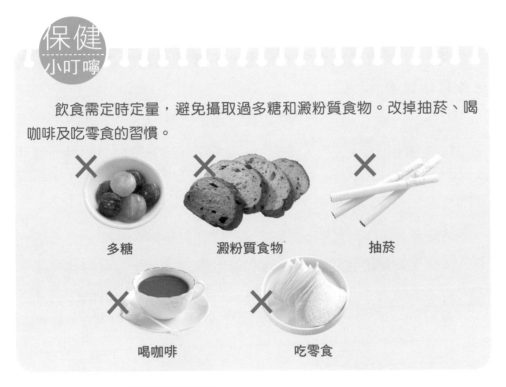

保健
小叮嚀

　　飲食需定時定量，避免攝取過多糖和澱粉質食物。改掉抽菸、喝咖啡及吃零食的習慣。

多糖　　　　澱粉質食物　　　　抽菸

喝咖啡　　　　吃零食

脊骨神經醫學 常見 Q & A

Q／造成「神經訊息干擾」的原因有哪些？

A：跌倒、受傷、突來的震動、外傷或者天生脊椎較不強韌等都是可能原因。其它可能因素還包括不當睡姿、姿勢不良、職業傷害、錯誤的舉重物方式、肥胖、缺乏休息或運動及外來壓力等。神經訊息干擾亦可由間接原因造成，例如：不當飲食習慣、不良嗜好以及精神壓力等。

過敏反應
心情不好

> 腦部是心理及所有生理機制的主要控制區，當大腦功能不正常時，身心的症狀就可能發生，而其背後通常存在著某種生理或化學因素。

心理健康的問題是現代的文明病之一，在美國因為精神問題而住院的患者，比其他病因住院者為多；而使用精神安定劑、情緒提升劑及其他類型的精神科藥物的病人，也不斷增加中。

服用藥物以應付情緒問題已成為西醫的主要治療方法。近年來，歐美另一個逐漸廣被接受的心理治療方式，是藉著尋找和了解造成心理失衡的生理因素，並應用天然且較無副作用的治療方法予以改善。

✳ 從生理療癒心理

腦部是心理及所有生理機制的主要控制區，當大腦功能不正常時，身心的症狀就可能發生，而其背後通常存在著某種生理或化學因素。到底有那些身體功能的異常會影響我們的心理和情緒？

- **過敏反應**：根據多項臨床研究發現，當人體對天然食品或化學物質過敏時，也會造成強烈的腦部反應。以腫脹症狀為例，花粉熱會造成眼瞼或鼻黏膜的腫脹，氣喘會造成支氣管的緊縮及腫

脹，而皮膚的腫脹則與蜂螫過敏有關。同樣地，**過敏反應也會在腦部發生，造成腦部神經組織的壓力與刺激，並且改變腦部功能，尤其是思考與情緒方面。**

在週遭環境中，有許多食物及化學物質會造成此種過敏反應，某些人會對天然的食品過敏，如糖、咖啡、穀類等。另一種過敏源則是添加於食物中的防腐劑、食物色素或人工香料等化學物質，這些化合物對身體而言是外源性的物質，會造成生理負擔。如果想維持正常的心理及情感功能，則必須將這一類的物質從食物中去除或減少使用。

另外，某些營養的缺乏，則會使身體無法代謝體內的化學物質，造成毒素累積和產生過敏反應。經過仔細的身體功能測試，醫師可以判定是否需要補充營養，以及食物或化學物質是否會對身體功能造成不利影響。

- **血糖的高低：**壓力會增加對血糖的要求，並造成血糖值的起伏。血糖主要是由胰臟及腎上腺所控制，如果因這兩種腺體運作失調而引起血糖含量偏低或迅速波動，除了生理反應外，情緒低潮、沮喪和無法清楚地思考也會變得明顯。

血糖可以比喻為使機械運轉的燃料，**人體中依賴血糖最明顯的組織便是神經組織，尤其是大腦，**大腦每天使用人體裡四成的血糖。當血糖低時，腦部便受到影響，而血糖的快速起伏，則會導致情緒快速變化及心理症狀。

雖然吃一顆巧克力或喝一杯含糖飲料，可以舒緩血糖不足所導

致的壓力，但是單糖的雲霄飛車效應將使血糖起伏地更為激烈，並惡化胰島腺的機能。因此平時飲食中應盡量避免會造成血糖不穩的食品，包括糖、澱粉質、味精及咖啡。

　　功能性腎上腺不足也與血糖控制和壓力處理有關。腎上腺的調節能幫助我們面對壓力，影響血壓、心跳、血糖以及體液與電解質的平衡。腎上腺生產的荷爾蒙也與發炎控制有關，並且能抑制過敏反應；當腎上腺無法負荷對它的需求時，前述的過敏反應就會發生，而且與血糖相關的身心症狀也會出現。

　　在治療上，經由脊骨神經醫學醫師仔細問診和特殊的檢測後，如肌肉動力學（詳見本書 P.244）的應用等，可以準確地偵測患者的過敏源，並施行減敏治療。而在營養缺乏和血糖失調方面，則可以藉由食療、能量療法（詳見本書 P.246）、營養素補充及生活與飲食作習的指導來改善。

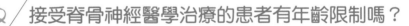

‥‥‥脊骨神經醫學常見 Q & A ‥‥‥‥‥‥‥‥‥‥

Q／接受脊骨神經醫學治療的患者有年齡限制嗎？

　　A： 接受治療患者的年齡層從新生兒到高齡老人都有。不管老少，人的脊椎都可能產生位移，譬如嬰兒的頸部及脊椎可能在生產過程中產生位移，如果不加以注意，可能會影響孩童脆弱的脊髓和神經，而脊髓和神經又主控肌肉和內臟的發展，因此可以導致體質及發育的問題。有時候脊骨位移如未被適當矯正，可能造成脊椎柱變形。及早開始接觸脊骨神經醫學，有助於早期發現問題，並及時進行治療。

保健
小叮嚀

　　如懷疑自己有過敏傾向，應避免食用容易造成過敏的食物（如蛋、牛奶、黃豆、花生、蝦和螃蟹等），保持日常環境的清潔，掃除家中的灰塵、塵蟎、黴菌及蟑螂等，並盡量不與貓狗接觸。飲食均衡，三餐正常，想吃東西或肚子餓時可選擇水果或堅果。此外，多喝水及充足的睡眠也非常重要。

✕

避免食用容易造成過敏的食物（如蛋、牛奶、黃豆、花生、蝦和螃蟹等）。

✕

盡量不與貓狗接觸。

保持日常環境的清潔，掃除家中的灰塵、塵蟎、黴菌及蟑螂等。

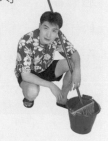

飲食均衡，三餐正常。

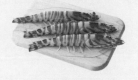

想吃東西或肚子餓時可選擇水果或堅果。

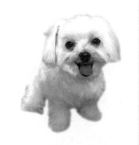

多喝水及充足的睡眠。

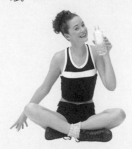

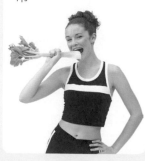
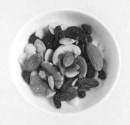

功能性腎上腺機能衰退
當壓力戰勝體力

　　一旦功能性腎上腺機能衰退，會引起疲倦、暈眩、多愁善感、精神焦慮或緊張、關節疼痛、過敏、消化不良、氣喘、心悸、背痛、反應遲鈍、頭痛、陽痿、結腸炎、胸口疼痛、步伐不穩等症狀。

　　腎上腺是屬小型腺體，位於兩邊腎臟上方，在人體功能上扮演重要的角色，如前所述。現今多數醫師多注意在疾病過程及症狀處理上，而忽略了機能方面問題。一直要到功能性腎上腺機能衰退轉成愛迪生症（Addison's Disease），才會引起醫生的注意，這時已必須施以賀爾蒙才能維持病患生命。所幸愛迪生症屬罕見疾病，但是功能性腎上腺機能衰退，卻是十分普遍。

　　標準病理化驗可以篩檢出愛迪生症，但無法得知是否有功能性腎上腺機能衰退問題，腎上腺機能衰退可藉由病史、臨床及肌肉動力學（詳見本書 P.244）檢測出來。其病因有四：

1

人體因承受形形色色壓力，導致腎上腺過度分泌，超過所能負荷程度，以至於過度消耗。

2

飲食不均衡。

3 人體內部結構性的失調。 → **4** 長期使用類固醇藥物亦可能減弱腎上腺機能。

著名的內科醫師漢斯沙耶在一九二〇～一九三〇年代間對腎上腺功能的研究,所提的「一般適應症候群」(GAS, General Adaptation Syndrome)正是描述腎上腺因長期處於壓力中而引起其機能衰退。

一般適應症候群包含三個階段:

第一階段 是警告反應

意在面臨壓力時喚起人體本身防衛機制,即分泌腎上腺素以應對壓力,而不論是情緒壓力、身體受傷、需要出擊奮戰或任何令人不快的因素,都會引發警告反應。

第二階段 是對抗期

因長期的身心壓力使警告反應持續過久,腎上腺會增加其工作負擔來對抗壓力,並造成腺體腫脹。

第三階段 是衰退期

原因是腎上腺過度消耗,此時亦稱功能性腎上腺機能衰退。功能性腎上腺機能衰退的許多症狀,常讓醫生誤診為憂鬱症,或神經系統失常,而開給求醫者鎮靜劑類藥物。為了更了解為什麼功能性腎上腺機能衰退會伴隨出現如此多的徵狀,我們來討論一下腎上腺體分泌的荷爾蒙分類。

✳ 荷爾蒙分類

◎ 腎上腺皮質（Adrenal Cortex）：

腎上腺皮質位於腎上腺體外層，分泌三種主要荷爾蒙：

Glucocorticoids

負責將體內脂肪與蛋白質轉化成糖分，亦可釋出儲存的糖分供使用，以防人體血糖過低。Glucocorticoids 也是種抗發炎荷爾蒙，幫助預防風溼性關節炎、結腸炎、十二指腸潰瘍或胃潰瘍、鼻炎、鼻竇炎、支氣管炎、花粉症、氣喘、長年上呼吸道感染、皮膚疹及其他對人體無用的發炎現象。

Sex Corticoids

便是雄激素及雌激素，與卵巢相比，腎上腺所分泌的雌激素量較少，但是對平衡更年期女性的體內分泌卻十分重要。

Mineralocorticoids

對平衡體內礦物質有極大貢獻，一旦人體內礦物質出現不均衡狀況，便會擾亂體液平衡，包括細胞內外的細胞液，同時也會影響體內血液量。Mineralocorticoids 是人體內促進發炎的荷爾蒙，與 Glucocorticoids 一同監控人體發炎過程。

脊骨神經醫學 常見 Q & A

Q／脊骨神經醫學醫師如何治療「神經訊息干擾」？

A： 脊骨神經醫學醫師精研各種有關神經肌肉骨骼的問題，醫師們受過嚴格醫學訓練，在經診斷後施予脊骨神經醫療法。例如：以徒手治療準確地將有位移的脊椎或骨關節回位；應用運動學理、營養學、心理學以及健康的生活與飲食習慣來消除生理性和心理性的神經訊息干擾。

◎ 腎上腺內層（Adrenal Medulla）：

腎上腺內層分泌兩種荷爾蒙，一是腎上腺素，與所謂的「戰鬥或逃跑」機制相關，讓我們得以應對壓力。另一種為Norepinephrine，腎上腺素與 Norepinephrine 協助釋出體內儲存的糖分，並控制自律神經系統，因人體全身皆需要糖分來供給動力，而自律神經亦掌管人體的腺體與器官，由此可知腎上腺內層的重要。

脊骨神經醫學在功能性腎上腺機能衰退，除了應用肌肉動力學（詳見本書 P.244）及病史來了解患者的腎上腺，會評估患者的神經系統、營養需求及壓力調適情形。治療上，是利用潛意識清理療法（詳見本書 P.249）來減輕心理壓力，以及對有錯位的骨關節予以復位來改善神經訊息干擾和腎上腺機能。同時應用飲食調理、作息指導、營養與運動等專業學理，來改善患者的內臟及腺體的運作。

保健
小叮嚀

整個療程中，患者必須自行完成某些調整，如調整生活及工作的步調，戒除香菸、酒精及咖啡因等腎上腺刺激物，以及減少糖和澱粉食物的攝取，因為腎上腺在一再受刺激的情況下是無法恢復正常的。如果功能性腎上腺機能衰退情形由來已久，便需要漫長的重建計畫的協助。

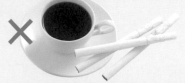

戒除香菸、酒精及咖啡因
等腎上腺刺激物

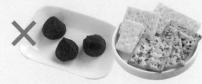

減少糖和澱粉食物的攝取

〔功能性腎上腺機能衰退〕當壓力戰勝體力

199

睡眠障礙
還在數羊！

生活在繁忙緊張的環境中，失眠成為不少人共同的問題，睡不好不僅影響了工作的幹勁，更是身體健康的警訊。

根據統計，美國至少有四成以上的人飽受失眠之苦；國內也有相關研究發現，睡眠障礙相當普遍。失眠的困擾常隨著年齡增加，女性和有高度精神壓力的人，發生的頻率較高。偶爾失眠並不需要治療，但是如果失眠已經達到疲倦、不安，足以影響日常生活，且發生率已達每周三次以上，且持續超過一個月時，就應該接受治療。

失眠的臨床表現是不易入睡、睡了易醒，有時醒了就不易再入睡，或者多夢，醒後常感到疲憊，白天想睡覺等。**治療失眠，首先要從改變睡眠習慣及改善睡眠環境著手，若是身體疾病和精神疾病引發的失眠，則要從治療疾病著手。**身心不適也會引起失眠，常見的原因有：

- **時差**：出國時因為環境的臨時改變，而打斷原有的生理規律所引起的暫時性的睡眠障礙，可藉由具放鬆心情的薰衣草、玫瑰花精油、花草茶，或睡前服用褪黑激素（Melatonin）的營養食品來幫助睡眠。
- **食用神經刺激物質**：常喝咖啡、茶、可樂等飲料、抽菸及服用興奮劑、抗憂鬱劑等藥物，容易刺激腦神經，並影響睡眠，易失眠的人應盡量避免。

調整時差的睡眠適用

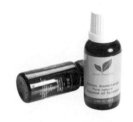
薰衣草、玫瑰花精油

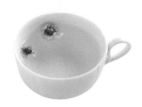
花草茶

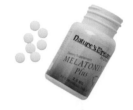
睡前服用褪黑激素

- **年齡**：因為生命周期的改變和體能消耗減少，老年人的睡眠時間會變短，年長者起初可能因為不習慣而失眠。只要調整睡眠習慣和環境，就可以改善失眠症狀。

- **精神官能症**：情緒會影響生理的運作。長期的工作壓力、複雜的

老人家最佳的睡眠時間在晚上九點至十點之間；如果睡不著，不要勉強自己躺在床上，此時可以在家閱讀書報，從事一些靜態活動，等累了再上床。

最好的午睡時間是在下午兩點左右，但不要超過兩個小時，以免影響晚上的睡眠。

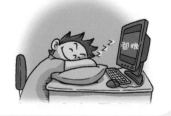

人際關係、婆媳不睦、子女教育、家中經濟等，這麼多的煩惱困擾著，當然難以入睡。憂鬱症乃是最常見的精神官能症，患者不僅因為心理壓力而有失眠的困擾，還會有多種自律神經失調的症狀。因為情緒是記憶在潛意識裡，並永久的被保存於潛意識

中，所以從小到大所壓抑的情緒總有一天會形成一個相當沉重的包袱，並可能導致身心疾病的發生。

保健
小叮嚀

1.

如果是因精神壓力而常失眠的人——平常更應重視規律的生活作息，並且調整生活與工作的步調，學習面對壓力與放輕鬆的技巧，以預防更多的情緒包袱形成。

2.

至於長久囤積於潛意識中的情緒壓力，則可藉由脊骨神經醫學的潛意識清理療法來予以消除，不僅能有效的改善睡眠，還可以減輕心理的壓力。

在良好的睡眠習慣方面，應養成睡前不要做刺激性或活動量大的事情（如激烈運動、想心事、在床上閱讀思考、看電視等）。睡前可洗個熱水澡或做腹式呼吸法來平穩身體與心情。

另外，因為身體會自動記憶睡眠時的光線、溫度、空間和床的軟硬度，如果平時能保持床鋪及周圍環境的舒適，如注意燈光、聲音、溫度及床褥、枕頭、毛毯等的擺放，並且盡量養成定時就寢、起床的習慣，即使假期或周末也不要改變，自然可以改善失眠症狀。

助好眠四大要訣

1.

睡前可洗個熱水澡，或做腹式呼吸法（詳見 P.109）來平穩身體與心情。

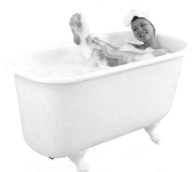

2.

應養成睡前不要做刺激性或活動量大的事情（如激烈運動、想心事、在床上閱讀、思考、工作、看電視等）。

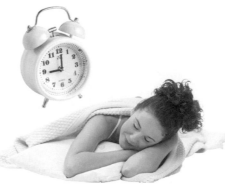

3.

平時能保持床鋪及周圍環境的舒適，如注意燈光、聲音、溫度及床褥、枕頭、毛毯等的擺放。

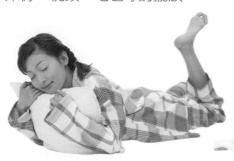

4.

養成定時就寢、起床的習慣。

心理疾病

彩色人生，來自健康身體

雖說心理問題絕大部份是由心理因素所造成，但也有不少是源自生理因素，如脊椎骨關節錯位、自律神經失調、內臟運作不正常、不當的飲食作息、營養攝取不足、荷爾蒙失調以及過度疲勞或睡眠不足等。

一位三十多歲的少婦，家庭經濟小康，先生工作穩定，孩子也長大了。先生對她的要求不多，也沒有婆媳問題。從各方面看來，日子應可輕鬆愉快。然而原本活潑的個性，卻在近幾年來，對一切感到索然無味。不論對先生、對家事、對朋友、對聚會，她都覺得很煩累。洗衣、擦地等尋常事務，已形成莫大壓力，她處處感到力不從心。活在這樣的黯淡裡，她到處尋醫，蒼白的生活模式，日子越過越負面，自信心越來越消減。她在沒有生活壓力下，會如此情緒低落，純粹是生理造成，久而久之，延伸到心理層面，而後再形成其他問題。這是一個惡性循環。

✸ 身體健康了，心情High起來

近年來，媒體經常報導關於憂鬱症、恐慌症和躁鬱症，顯示心理疾病有愈趨頻繁的現象。雖說心理問題絕大部分是由心理因素所造成，但也有不少是源自生理因素，如脊椎骨關節錯位、自律神經失調、內臟運作不正常、不當的飲食作息、營養攝取不足、荷爾蒙

失調以及過度疲勞或睡眠不足等。

　　當健康或生命受到威脅時，恐懼與焦慮便會自然湧上，並造成腦部掌管焦慮的神經細胞過度敏感，然後自律神經便會影響諸多器官，產生惶恐不安的身體症狀，這在慢性病患身上尤其明顯。因此，在治療心理疾病時，改善生理機能是相當重要，且不可忽視的。身體影響心理的原因包括：

- **脊椎骨關節錯位**：會刺激神經根，影響感覺神經、運動神經及自律神經的正常運作，進而造成疼痛、動力不足、內臟運作不佳、感覺統合不協調與其他負面的感覺；同時，也會導致其週遭的血液和淋巴循環不良、肌肉緊縮而產生疼痛與不適。常見的骨關節錯位包括嬰兒在生產過程中頭頸部的拉轉、幼兒學習走路時跌跤；或是由於車禍、工作或運動傷害及姿勢不良等，只要將錯位的骨關節回位，即可恢復正常。

- **營養攝取不足或不均**：現代人經常外食、吃過度加工或精緻的食物，或少吃一餐等，而影響大腦的發育與運作，如Omege-3脂肪酸和維生素B群的不足，會引發憂鬱與抗壓能力變差；鈣與鎂的不足，會使肌肉無法放鬆及影響睡眠。

　　另外，腸胃潰瘍、消化不良、生病、用藥及壓力過大，也會加速營養的流失。飲水不足則會影響全身器官，尤其對大腦與腎臟更甚；腎功能較差的人容易緊張害怕，以及想太多。

　　食用太多的糖和澱粉類食品，會降低白血球功能，並引起胰島腺與腸胃的疾病；胰島腺功能差的人，不僅容易感到疲倦，還容易

有擔憂與沒自信的心理傾向。而菸、酒、咖啡及食物中的添加物，不但會對大腦與神經組織產生化學變化，並引起情緒的起伏，還會加重肝臟與腎上腺的負擔。肝功能差的人平時容易生氣，而腎上腺的主要功能為應對壓力，所以腎上腺功能差者，抗壓能力也較差。

- **荷爾蒙不平衡**：如在生理期或更年期，由於其生理機制處於衰退，有些人因無法面對過多的生理變化，而引發情緒的不穩定。造成衰弱的原因，包括關節錯位造成神經、肌肉與血管的干擾、內臟的不協調與退化，以致代謝不良，以及潛意識裡長年累積的情緒包袱對自律神經的干擾。此時可藉由將錯位的骨關節回位，並進行潛意識清理療法（詳見本書P.249）清除情緒壓力，以及應用食療、排毒及能量療法（詳見本書P.246）等來改善內臟機能。

- **其他**：熬夜、睡眠不足與過度勞勞碌也會引起情緒的變化。精神疲憊會影響全身機能，使大腦無法思考，造成情緒低潮，力不從心；陽光照射與運動量不夠，也會造成情緒低潮。

保健
小叮嚀

預防和治療因營養不足或毒素所引起的心理疾病

建議三餐飲食應定時定量，並多吃全麥麵包、五穀雜糧等複合性碳水化合物，及魚類、蔬果等食物，並且遠離菸、酒與零食；另可服用維生素來補充身體額外的需求。

精神壓力較高的民眾

平時要有充足的睡眠，多到戶外活動，並且調整生活的步調。欲改善心情，就得先從關照身體的健康開始，身體健康，心情自然就好起來！

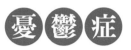

完美主義者

> 如果時常感覺擔憂、掛心、緊張、坐立不安，卻又沒有明顯的理由，且這樣的情形持續半個月以上，並影響日常生活，就可能是憂鬱症在做怪。

這個相當優秀的女生，從小到大的成績幾乎都名列前茅。但是，上了大學以後，菁英聚集的學府殿堂裡，各路英雄濟濟一堂，她的表現不可能再如以往那般耀眼，她覺得自己失去了光環。

她是一個完美主義者，對任何事都有極高的要求，向來也都如願以償。但是現在，命運之神把她帶到另一個境地，她遭遇挫折的衝擊、嚐到失敗的感覺，然而，她沒有面對的經驗和準備，一時不知所措。她感到生命裡前所未有的荒蕪，加上課業忙碌、社團活動繁多，生活作息漸不正常。

到了大學三年級，她已無法繼續在校讀書，但又不願放棄，進退兩難裡，整天莫名所以的哭泣，低潮、恐懼、憂鬱，不敢面對自己的人生。

✽ 身體裡的硬碟機

人在一生當中一定會經歷許多事情，有經歷必有情緒，有些人情緒強烈造成囤積，有些人記得事件但沒有包袱，以平常心看待，

就不會影響到身心健康。硬碟機容量再大，有一天總會滿，滿了再遇到重大事件就會爆發出來，這就是所謂的憂鬱症。情緒記憶儲存在潛意識裡，可以在內臟、肌肉、關節、神經、或身體的任何一個部位。潛意識就像電腦的硬碟機一樣，在身體裡是永存的記憶，特別是重大的衝擊，一旦進入潛意識，通常就不易自動解除。或許表意識不再想起，但它還會繼續影響到生理、感覺、情緒、個性、行為。**情緒記憶的存在，並不是一個錯誤的設計。**

造物者的創造及人的演化過程中，這個機能的存在對身體是必要的。它讓人在遇到危機時，不但能有所反應，同時也會對此有深刻印象，隨同當時的情緒、反應及人事物等所有資訊，一併記錄到身體裡去，以便於未來若有同樣的狀況時，身體可以馬上作反應，而預防受傷害。

比如手被燙到，產生強烈疼痛及情緒，以後就會減少碰觸危及身體的物品。當然 強弱的情緒會有深淺不一的記憶深度及持續度。

人在年輕時爭吵或糾紛，似乎釋懷得快；年紀一大，身體較弱、代謝能力較差，情緒包袱就較容易卡住。以肩膀不適為例，周遭的血液循環、淋巴運作、代謝功能都弱，當經歷某一情緒時，就像中醫所講的「氣」，在經過這一區時，走不過去就卡住了，卡在肩膀這一區的潛意識中，一個抽象卻又存在的地方。

❀ 活在陽光下

生活於繁雜的社會裡，不少人曾懷疑自己是否患有憂鬱症。首先，如果因為某件事情，如工作績效、課業成績或家務、子女等事而擔心或產生負面的情緒，這是自然且正常的現象；相對地，如果

時常感覺擔憂、掛心、緊張、坐立不安，卻又沒有明顯的理由，且這樣的情形持續半個月以上，並影響日常生活，就可能是憂鬱症在做怪。

過去，憂鬱症一直被視為是單純因心理因素造成的疾病，但近幾十年來，由於精神醫學界對神經傳導物質（neuro-trans-miters）的研究，終於了解情緒也具生理性因素，並與大腦和神經系統所製造的化學物質有非常密切的關係。

美國國家精神健康研究院首席研究員 Candace Pert 博士，在其著作中指出：「**影響我們情緒的神經傳導物質不僅集中於大腦，它還遍佈全身各處。如此，情緒將造成生理反應，而生理因素也將影響情緒**。」而這些影響情緒的生理因素，正是困擾著憂鬱症患者的不明原因。

導致憂鬱症的原因，包括腦部的血清素（serotonin）下降、神經系統失調、壓力、營養失調、長期失眠、運動量低、個人特質及社會環境因素等。

有關憂鬱症的治療，除了心理諮商和認知改善等心理治療外，還需接受生理治療；目前除了使用抗憂鬱劑外，已有愈來愈多的憂鬱症患者或身心不適的美國民眾求助於較自然，且無副作用的脊骨神經醫學來改善他們的生理狀況。

脊骨神經醫學醫師注重影響人體健康的結構、化學和情緒三大要素。由於神經系統控制生理各機能，並負責傳遞思想、命令、情緒與感覺，錯位的脊椎骨關節會產生神經訊息干擾，尤其是上頸椎錯位，還會造成大腦缺血，不僅影響思考、情緒、記憶及反應，並

產生不適的生理反應，甚至還會惡化情緒起伏。

此外，飲食習慣不良和內臟功能衰退，也會造成神經傳導物質的代謝不良，並可能引發憂鬱症。偏食、吃太多精緻食品，或常喝含酒精或咖啡因的飲料，容易造成維生素和礦物質的缺乏與流失，造成血糖的不穩定、大腦神經的刺激及干擾睡眠。

而壓力也易引發情緒的起伏。這些情緒壓力有時因環境因素或個性特質，會被「吞到肚子裡去」；一旦情緒的強度相當強烈，如面臨意外傷害或感情創傷時，或者當身體有任何的不適或虛弱時，情緒壓力也會被「卡」在身體裡。這些被壓抑在身體或吞到肚子裡的情緒包袱，通常將永久的記憶在潛意識中。如此，除了會影響個性的形成以及人際關係的發展，還會影響自律神經系統，並造成與現實不符的莫名情緒和感覺。

慢性的健康問題也會導致憂心，如長期腳關節疼痛而感到寸步難行、體能虛弱而時感力不從心、糖尿病及高血壓病患必須無限期地依賴藥物等，都因為對自己身體有某種程度的「失控」，而影響自信，並產生無奈、焦慮，與恐懼。

脊醫能準確地檢查出脊椎關節錯位，並予以矯正，使神經系統能回復正確運作。對於憂鬱症患者身體的內臟及生化環境，脊醫則會應用營養諮商、營養劑補充、飲食和作習指導，以及能量療法（詳見本書 P.246）來加以改善。而潛藏於潛意識中的情緒包袱，則可藉由潛意識清理療法（詳見本書 P.249），予以清除與平衡，使過去的情緒衝擊轉成正常的一般記憶，而不再干擾著現在。如此地將人體結構、化學、情緒三大因素予以平衡，便能解除憂鬱症的生理成因。

Q／治療脊骨神經回位的過程會痛嗎

A： 正常的情況下，治療過程完全不會痛，除非患者最近才剛受傷，例如開車遭後方追撞所造成的頸部扭傷，發炎的肌肉在整療過程中自產生些許不適感。另一種常見的情況是當位移的脊椎，或骨關節經治療回到正確位置時，周遭肌肉等軟組織需重新適應及調整鬆緊度，而造成痠緊的感覺。這些是正常的現象也是暫時的。

Q／接受脊骨神經醫學治療時，關節發出喀喀聲，才算有效嗎？

A： 不是的。我們常以為關節在診療時要發出聲音才有效，這是錯誤的概念。不過患者在接受啟療時，光滑的關節表面因為稍微分開，會產生一點空隙，並發出些微聲響，就像我們按壓手指關節發出的聲音一樣。合格的脊骨神經醫學醫師關心的是患者脊椎的位置是否獲矯正，而非其可能發出的聲音。

保健
小叮嚀

思考過多卻未付諸於行動的過程中，會在體內孕育一股令人蠢蠢欲動，焦躁不安的能量，此現象是身體對行動的需求所發出的吶喊。但有趣的是，身體並不善於分辨運動與其他活動的差別，因此建議所有憂鬱症患者及壓力繁重的民眾，要時常運動，任何運動都可以，來將這不舒服的能量發洩出來，如此心境就易恢復平靜。

精神壓力
力量的轉化

壓力無可避免,對人們而言並非絕對不好,如著名的科學家、探險家、藝術家、作家、藝人、商人和其他人的傳記顯示,當處於壓力較密集的時期,往往也是洞察力、創造性、成就和個人成長的時期。

壓力經由適當處理後,可以轉換成挑戰、奮發、耐力和成長,甚至還可視為生活的調味劑。會讓一個人生病的相同壓力,有可能會激勵另一個人。

✤ 對抗壓力三部曲

壓力可能是動力,但壓力有時也深具破壞性,往往面對壓力時的態度,其影響遠超過壓力本身。唯有認識壓力,才可以幫助我們勇敢地去面對它,並擺脫因壓力所導致的遲鈍、畏縮與疾病,進而成長、茁壯和癒合創傷。所以,最重要的是應該做好身心健康的準備,以迎接壓力的挑戰。

導致壓力的事物稱為致壓力因素,人面臨壓力時,生理會受到影響,其過程如下:

· 首先身體會迅速進入備戰狀況,「警報」訊息會從腦部藉由神經系統傳遞出去,指使內分泌系統產生「戰鬥或逃跑」的生

理反應，如果壓力停止，一切便恢復正常。

· 如果壓力繼續，身體將進入持續抗戰階段，並設法迎戰壓力，甚至適應壓力，直到戰勝為止。

· 若壓力仍然持續，身體則會趨於精疲力盡階段，因為壓力的承受有其極限，無法永無止境地奮戰下去，最終將造成身心不協調與慢性疾病的產生。

慢性壓力是大部分疾病的主因。當面對壓力時，身體自然會做出對應的反應，來幫助解決問題，如肌肉緊張、心跳加速、血壓升高、腎上腺素分泌增加。這些反應能讓人類跑得更快、跳得更高，甚至於產生足與野獸搏鬥，或從動物的食物鏈中逃脫，而解除壓力。

然而，現代都市叢林的求生法則改變了，壓力的來源和解決方式截然不同，並且不再單純，肌肉緊張並不能化解與主管或配偶的衝突，心跳加速也不能改變月底的業績赤字，或沉重的帳單支付。

✿ 尋找脆弱釋放點

當面對工作或生活困難時，我們通常無法如過去藉著逃離或打擊壓力源來解決壓力；相對地，我們必須負擔並將之吸收。這些壓力宛如一種能量流動於體內，並產生衝突，同時找尋一個最脆弱的點釋放，因而產生不適。

如果壓力一直持續，又未能獲得紓解，我們的身體便有可能會出現不同的警訊，例如肌肉總是緊繃，能量持續被消耗，身體和頭腦也會變得疲勞，因而容易引發感冒、感染、潰瘍、消化性疾病、

高血壓、哮喘、關節炎、心臟病和提早老化等問題。這些未解除的壓力會慢慢地剝奪我們的健康和生命力。

在眾多的致壓因素中，脊椎骨關節錯位可謂最危險，卻也最常被忽略。脊椎關節錯位會對神經、肌腱和骨骼系統造成傷害，減弱免疫力，並耗盡儲存的能量，使我們的生理和情感均感到疲勞和衰弱，我們應付生活壓力的能力也因而減弱，並導向疾病的發生。

許多疾病實際上並非某一外在因素（如感染、中毒）的直接結果，反倒是身體遇到這些致壓力因素時，因原本健康條件不足，而使機制失衡且未能產生適當的反應所造成。

不少人可能患有骨關節錯位多年，但因為沒有明顯的症狀，容易被忽略，而這樣的脊椎骨關節錯位問題，將有可能引發某些情感及生理的壓力。根據精神科醫學專家 Alexander Lowen, M.D. 指出，神經的問題一定會影響一個人的所有生命機能，一個出現在脊柱的缺點，如骨關節錯位，必然會嚴重的干擾人格與情緒的發展與表現。

而脊骨神經醫學醫師是唯一專精於研究脊椎骨關節錯位矯正的專家，只要將脊椎骨關節復位，不但能回復神經系統正常功能，還能促進對外界影響的適應力。此外，根據多項研究及臨床經驗顯示，脊骨神經醫學能有效地減少生理或心理上的壓力，是極為可行的抗壓療法。

保健
小叮嚀

生活與工作中累積的焦慮感可藉由運動來減少。因此越是忙碌的人就越需要安排時間固定做運動。每周三次 30 分鐘的散步是個不錯的開始。另外，由於壓力會導致額外的營養需求，建議多喝水及補充綜合維生素。

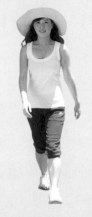

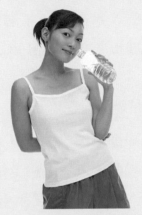

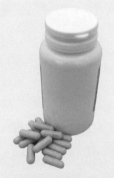

安排時間固定做運動，如每周三次 30 分鐘的散步。

建議多喝水。

補充綜合維生素。

・脊骨神經醫學常見 Q & A ・・・・・・・・・・・・・・・・・・・・・・・・・・・・・・・・

Q / 脊骨神經醫學醫師不開藥，也不動手術是嗎？

A： 是的。脊骨神經醫學醫師所進行的療程不使用藥物也不動刀。脊骨神經醫學相信人體本來就具備某程度的自癒能力，並依此信念進行診療。藥物有時會干擾身體自療機制，產生副作用或因為依賴藥物，導致其他疾病或併發症。在身體產生不適或受傷時，絕大部分應先採取溫和的治療，而脊骨神經醫學正是此類中最安全有效的療法。

精神官能症
人類病史新問題

在整個人類歷史中，精神官能症可算最新的問題。心情、情緒、精神，在整個醫學界是最後被了解的領域，因為它們較為無形、較為主觀性，而且沒有儀器可以真正進行測驗。

她來到我這裡時，已持續流血三個月。

這位年輕婦女因為生理期日日不斷、連續三月不止，而且流量不少，她感到驚慌。她到過醫院求診，醫生擔心貧血問題，給了她一針止血劑。雖然因而停了一天，卻在隔天，症狀再度出現。

❀ 十年前的陰影

當時，我感到這是個棘手問題，難度甚高，也覺得需要醫院配合處理。

首先，我幫她做檢查，發現有個情緒記憶卡在她的性器官。經由她的描述，原來十年前曾被性侵害。

結婚前，她坦白讓先生知道，但是在記憶的深處、生命的暗角，她感覺到自己的不淨，連去教堂，都備感壓力。她認為，教堂是何等聖潔，內心的罪惡感油然而生。這樣的情緒一直潛存在她的身體長達十年，累積至今造成生理期的異常。我藉由潛意識清理療法（詳見本書 P.249），將她的情緒因子排除，平衡之後，深深困擾

她三個月的麻煩，隨之消除。

另一位婦人，原只為腰痛前來就診，治療之後雖獲改善，卻仍有不適一直存在。她坦言在與先生燕好時，總是特別緊張、難過，而且下部很不舒服。

我進行潛意識的搜尋，發現有一個被強暴的情緒存在於性器官。但她不曾被性侵害，原來，是她的第一任先生，總是用粗暴的方式對待她。離婚後再嫁，現任先生待她非常好，但她對閨房之事仍然充滿恐懼。當這個情緒被平衡以後，她不但不再腰痛，也能好好與先生相處了。

✳ 到底是怎麼了？

現在有不少人常進出醫院，從門診到急診，從腸胃科到心臟內科，健保卡從 A 看到 E，做遍了各種身體檢查，卻查不出任何病因，但身體仍感覺不舒服，這些人很可能是罹患了「精神官能症」。

精神官能症是一種自律神經失調的疾病，患者多半會因心理或情緒壓力，引發自律神經相關的症狀，包括心悸、胸悶、盜汗、口乾、手汗、腹瀉、頻尿、便秘、頭暈、目眩、手腳發麻、皮膚癢、心跳急促、血壓上升、睡眠障礙、食慾不振、暴飲暴食、體重變化、不安、恐懼、沮喪、緊張；煩躁、自我封閉，反覆的負面思考等。

現代人面臨壓力在所難免，壓力對健康的影響遍及全身，因此而引發「原因不明」的病例不勝枚舉。一名中年男性一直覺得胸悶、胸痛，到處求醫診治，不得要領，後來被診斷出是由於工作不

順而引發精神官能症，經適當治療後，恢復正常。

當人體面臨壓力，不僅產生情緒，生理機能也會有相對的反應，這屬正常。但是當情緒反應出超乎尋常的情況，例如面臨考試時，突然想拉肚子或心跳幾至昏倒，就會是個問題。造成異常的情緒或生理反應，主要是所面臨的壓力，超過個人的負荷能力。

壓力的形成，分外在和內在因素。

- **外在因素**：諸如離婚、情侶分手、親友傷亡、被革職以及突然改變生活形態，包括結婚和退休等。另外，身體的創傷如車禍和意外傷害，以及生理的創傷（如吸毒和食物中毒等），也都是常見的外在因素。
- **內在因素**：生病或者身體虛弱，則會造成原本一般可承受的日常壓力，轉變成很大的負擔的內在因素，這包括了身體結構的不穩定，例如筋骨肌腱的損傷，和可以造成神經訊息干擾的骨關節錯位，內臟功能的不協調與營養不足，長期累積於潛意識的情緒干擾著自律神經的正常運作，以及生病和睡眠不足，而造成全身的虛弱。

✲ 最後被揭開的神秘面紗

在整個人類歷史中，精神官能症可算最新的問題。心情、情緒、精神，在整個醫學界是最後被了解的領域，因為它們較為無形、較為主觀性，而且沒有儀器可以真正進行測驗。即使是腦波的檢驗或大腦新陳代謝變化的測試，也都在研究階段中，並且，準確度也非期待之高。所以截至目前，只能用很抽象的方法加以治療。

過去總把情緒或精神方面的相關症狀，都視為「神經病」，其實，應叫作「精神官能症」。

精神官能症表現出來的徵狀太多了，大腸激躁症就是其中之一。遇到壓力，腸胃就不對勁、頻上廁所，有些人還會發燒、肚子痛。治療上，可應用脊骨神經醫學的潛意識清理療法（詳見本書P.249），來找尋精神官能症的「誘因事件」，並且從潛意識中將此負面的情緒包袱予以清除。

另外，脊骨神經醫學醫師能全方位地改善身心的健康問題，以矯正造成精神官能症的內在因素。這些治療包括將錯位的骨關節回位，復健受損的肌腱與韌帶等軟組織，改善內臟機能與新陳代謝，以及營養與作息的指導。

✿ 不可不知的用藥問題

人不是因為少了一顆藥才生病。醫學上很多精神科的用藥，較易上癮，因此必須小心使用。在我們的觀念中，西醫屬於症狀治療，可能少有醫師會說：「我把你生病的原因解除了。」，所以長久以來，我們已習慣使用藥物。

身心本就互動，當有一件事情起了反應、形成情緒，生理器官也隨之變化，而產生相關的情緒激素。情緒出現的時候，身體的神經與激素就會受到影響。激素本身就是一種化學物質，西藥就是應用同樣的化學物質，來造成身體的變化。然而，藥物只是短暫的造成變化，並非完全將病的源頭根除，所以，才有歐美的另類治療法，別於主流，利用自然的方式來找出源頭，除去病症，拔除痛苦。

保健
小叮嚀

　　精神官能症患者本身需要注意平時的飲食與作息，要有充足的睡眠、適量的運動，以及學習用正面的態度去面對壓力，有助於症狀的療癒。

脊骨神經醫學 常見 Q & A

Q／ 甚麼時候父母，才需要帶孩子去找脊骨神經醫學醫師？

A： 只要您希望您的孩子以溫和、不仰賴藥物方式維持身體健康，都歡迎您帶孩子前來接受診療。此醫療的過程不打針、也不會疼痛，而且對孩子有絕大助益。

★ 一歲以內新生兒可能因為先前產程不當推擠，或是後來學坐學步過程的跌撞，對脆弱脊骨造成傷害，父母抱小孩的方式也可能增加孩子脊骨受壓程度。新生兒第一年脊骨生長幅度幾乎達50%（就像一個180公分的大人一年內多長高90公分一樣），就因為嬰幼兒成長速度如此驚人，您更需要早期讓你的孩子接受脊骨神經醫學的診治。

★ 青春期則是另一個脊椎快速成長的時期，此時定期接受脊骨神經醫學醫師的檢查與調理，可以預防脊椎側彎以及幫助孩童發育。

　　脊骨神經醫學醫師認為預防效果遠勝於治療，透過定期的檢查與治療，接受正確飲食與運動資訊、隨時保持良好姿勢，脊骨神經醫學能幫助您的孩子健康成長，孩子也可以早點養成對自己健康有益的好習慣。

PART 3

觀念篇

有了正確的健康觀念，
能讓未生病的人
遠離疾病，
讓剛病癒的人
避免再次生病。

多喝**水**，
解健康的渴

水是生命的根本，也是改善體質的萬靈丹。人體構造中有七成以上是水，而一個正常人只要喪失身上百分之五的水分，其活動量就會減低二成五到三成。科學已證實，我們每天至少需八到十杯的水，才可保持身體健康，水不僅是解渴的飲料，更能帶動養分循環全身。水促進消化，增進血液循環，幫助排毒與控制體溫，並讓我們的皮膚水噹噹。

儘管多喝水對健康好處多多，但許多民眾仍是攝取不足，這反應了民眾普遍對水與健康的關係了解不夠。希望透過本文能幫助您改善喝水的習慣，達到提升健康的目的。

★ 大腦百分之七十五是由水構成的，當身體水分不足時，大腦的功能如思考、記憶、反應及學習能力將都受限制。而百分之七十五的心臟、百分之八十六的肺與肝臟、百分之八十三的胃臟，以及百分七十五的肌肉組織也是由水所組成的，所以當身體缺水時，這些重要器官必會受到影響。

★ 當有缺水現象時，人體會釋放組織胺，並且啟動vasopressin，renin-angiotensin，prostaglandins以及Kinins等化學元素，造成體內各種組織的發炎與破壞。因此，長期的缺水容易導致過敏、胃痛、背痛、頭痛、心絞痛、關節炎及其他慢性痛症。唯有補充足夠的水分能減少組織胺形成，並改善以上情形。

★ 水分可以幫助腸胃蠕動。水量攝取不足容易引起腸胃蠕動緩慢，以及便秘等問題，糞便裡大量的毒素因囤積於體內過久，也將影響身體機能，以及皮膚的美觀。

★ 長期飲水不足，容易破壞保護胃壁的黏膜結構。為了防止胃酸破壞胃壁，胃中過多的胃酸能與胃壁黏膜中和，並形成較無刺激性的重碳酸鹽（bicarbonate）。過多重碳酸鹽會使原本液狀的胃壁黏膜過於黏稠，而無法完整地覆蓋著胃壁，造成未受保護的胃壁遭胃酸的侵蝕與破壞。平時多喝水可以有效地改善此一現象，並且強化腸胃功能，幫助營養的消化與吸收。

★ 血液中的水量占百分之八十三。因此，當體內水份不足時，除了血液功能受到影響外，血量的下降也將會導致血管收縮以保持血壓的平衡。而長時期因身體缺水所引起的異常血管收縮，將可能引發心血管疾病。

★ 缺水是生理的一種壓力。當人體面臨壓力時，腎上腺會分泌類固醇與荷爾蒙等激素，來幫助我們面對壓力。類固醇促進人體脂肪與蛋白質的分解，以提供人體受壓力時所需要的基本元素與能量，並且還藉由蛋白質的破壞來達到消炎的效果。

▲ 喝水的方式要小口小口慢慢地喝，讓身體細胞有充足的時間吸收水分子。

因此，當人體長時期缺水將導致腎上腺機能衰退，並引起相關的健康問題，如過敏以及情緒不穩定等。值得一提的，壓力也會造成水分的需求量增加，所以若沒有飲用足夠的水來改善水分的不足，缺水現象必然與壓力形成惡性循環，嚴重影響全身機能的運作。

★ 人體水分不足也會造成腎臟的代謝與排毒困難，因而導致結石以及腎臟組織的破壞。平日多喝水可以預防腎結石，減少泌尿系統感染的機會，以及改善膀胱的功能。另外，水分對於已患有腎疾的民眾更是重要，建議這群朋友以少量多次、漸進式地增加水量的方式來補充水分。

★ 當水分越過細胞表膜時，會產生電能量來造推動體一切機能的ATP（ATP好比人體的蓄電瓶）。也因此當人體水分不足，ATP的生產也會減少，並造成精神疲憊的現象。而此時不少民眾會選擇使用咖啡、茶或可樂等含咖啡因的飲料來提神（一杯咖啡含八十五毫克的咖啡因，一杯茶或一罐可樂一樣各含五十毫克的咖啡因）。

咖啡因是一種神經刺激元素，它會促使 ATP 所儲存的電能被強制地釋放出來。如此一來，雖然暫時達到了提神的效果，但卻也榨乾了體內的能量資源，並可能引起注意力無法集中、心悸以及孩童學習障礙等問題。此外，咖啡因的利尿功能也會導致人體水分、礦物質以及維生素的流失，影響電解質的平衡，民眾應儘量減少飲用含咖啡因的飲料。

★ 腰部椎間盤中的水分能幫助支撐人體百分之七十五的上半身體重，因此平時多喝水，不僅可以幫助全身關節的潤滑來預防關節

炎，還可以減少腰痛的機會。

★ 多喝水不但不會增胖，還可以有效地抑制食慾，以及增進身體內積存脂肪的新陳代謝幫助減肥。相對地，攝水不足導致ATP產能不足，會促使大腦因感到能量不足，便發出飢餓感來尋更多的能量，而此時食物的大量攝取卻無法得到滿足感，因為這個時候身體真正需要的水分而非食物。對於想減肥的人士可以考慮飯前先喝一杯水再進食，以避免飲食過量。

　　成人一天應該有的攝水量是 2000cc 至 3000cc，大約八大杯水。而較健康的飲水習慣，則是飯前半小時喝一杯水，飯後二個小時喝一杯。每日三餐前後的飲水，加上早起與睡前各一杯水，就能容易地達到一天的水分需求。

　　對於平日極少喝水的民眾，要求每日要攝取八大杯水的初期，或許難免會覺得有些不習慣，但在經過大約四星期的努力後，便會有愈喝愈渴的現象，這是因為長期攝水不足而被麻痺的神經再度回復正常的結果，這也正是為什麼我們不能僅依賴口渴的感覺來決定我們對水分的需求。

　　而這個愈喝愈渴的現象是暫時性的，經過一段時間的水分補充後，會回復平衡。另外，在此提醒大家勿把酒精、可樂、濃茶和咖啡與水分劃上等號，如欲飲用這些利尿的飲料，則需另外增加水分的攝取。

疾病的剋星
—— 運動

　　醫學界最近紛紛強調，活動量不足是現今大多數疾病的主因，不少人因生活忙碌而忽略了運動對健康的影響。

❀ 運動到底有那些好處？

★ 有助減少罹患骨質疏鬆、心臟病、糖尿病、癌症高血壓等疾病的機率。

★ 促進血液循環、增強免疫力與排毒，有助於改多病的體質與怕冷的現象。

★ 幫助腸道的蠕動，改善便秘。

★ 讓大腦得到更多的氧氣與養分，並且減少心理壓力，改善思考與記憶。

★ 運動能改變個性，使人更活潑、更具行動力。因為身心是互動的，身體動了，心也會跟著活躍起來。

★ 長期固定的運動可以幫助毅力的形成。

★ 改善或加強平衡感，身體較平衡的人心理也會跟著達到平衡，同時提高自信。

★ 運動可以鍛鍊體能，讓我們在工作辛苦一天後，仍能有多餘的體

力過生活。

此外，運動還能幫助愛美人士永保青春美麗：

★ 長期運動能將有肥胖體質的人轉變成精瘦的體質。某些人平常吃很多，但仍保持良好的身材，其秘訣在他們體內有較多的脂肪燃燒酵素。運動可以幫助製造更多的脂肪，燃燒酵素來去除多餘的脂肪，使您得到更較好的身材；而長時期的運動會讓此酵素的製造機制變成一個固定機制，達到體質的改善。

★ 肌肉有如火爐一般會幫助燃燒掉體內大部分的脂肪，因此可藉由運動以建立更多的「火爐」減少肥肉囤積；相對地，如果不做運動，您也會失去一些肌肉，並降低燃燒脂肪的能力。大部分已成功瘦身的人後來復胖，主要就是因為缺乏運動來保持適度的肌肉量。

★ 心跳、呼吸、消化以及思考等生理運作所需要的能量，通稱「基礎代謝值」，運動能增加這個數值，換言之，當我們在休息時，身體仍能燃燒大量的卡路里。

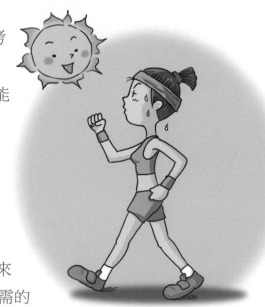

★ 運動可以幫助降低飢餓感，特別是因情緒引起的情緒性食慾，可以藉由運動來平緩，並填補不滿足時，所需的

行動力。

★ 運動能讓身材有形和皮膚更有彈性，有助於改善因生產或肥胖引起的鬆弛體形。

★ 運動可以使人更活潑、有朝氣，擁有亮麗健康的美感。

　　大部分的運動基本上是適合大眾的，但有些民眾因健康的問題，如中風、肌腱受傷，以及關節損傷或錯位，而無法從事一般的運動，或是在運動後更覺得不舒服，他們不但對運動不感興趣，甚至有排斥的現象。

　　事實上，脊骨神經醫學是運動醫學中的主要醫學之一，不僅在國際體壇上幫助不少專業選手，對於一般常見的慢性疾病和關節疾病都有相當的助益，這類患者可藉由脊骨神經醫學的醫療協助，回復正常活動，並享受運動的樂趣。

良好的健康，
有賴於正確的**姿勢**

　　現今社會，人們愈來愈意識到健康的重要性，然而健康是有條件的，良好的姿勢也是造成身體健康與否非常關鍵的一環。因為好的姿勢代表肌肉、關節和韌帶能正常且自然地活動伸展；同時也代表脊骨關節與體內的重要器官都在正確的位置，且以最高效率在運作著。

　　良好的姿勢亦可幫助神經系統維持正常的運作狀態；相對的，如果長期姿勢不良，可能會影響整體的健康狀態和人體運作效率，造成消化系統、排泄系統、呼吸系統、肌肉、關節和韌帶等產生問題。姿勢不良的人可能較容易覺得累，工作效率差或是沒辦法活動自如，並常併發頸背部和四肢肌肉出現緊繃、疼痛的現象。

　　在許多案例中顯示，姿勢不良是由於許多因素結合所造成的，包括：意外、受傷和跌倒、劣質的床墊、體重過重、視覺問題和情緒因素、足部問題或不合腳的鞋、肌肉無力和肌肉不平衡、不當的

坐姿、站姿、睡姿、負面的自我形象、職業壓力、工作空間的規劃不良等。

✳ 從鏡子中看自己

平時民眾可以利用鏡子檢查法來了解自己的姿勢是否正確：

當發現自己的體型有不佳的現象時，應盡早找出原因，並予以改善。有必要時，則應當尋求專科醫師的協助。以下提供大家幾個有效的方法：

★ **保持適合體重**：體重過重會直接使背部承受更多的負擔，腹部的肌肉也會慢慢地衰弱。

★ **定期運動**：定期運動能使人變得柔軟，還能強化肌肉來支撐體重及維持良好的姿勢。

★ **優質的寢具**：堅實的床墊可以幫助支撐脊椎，避免彎腰、駝背的體態。

★ **身體避免碰或撞傷**：注意因為碰撞、跌倒和震搖所受的傷，小時候如果受過傷的話，未來可能會有生長異常的現象發生。

★ **視力檢查**：視力問題會影響人的姿勢，同時造成眼睛負擔沉重。

★ **注意工作環境**：椅子及桌子的高度是否適宜？有沒有需要腳板凳來減輕足部的壓力？自己要做好環境評估。

★ **定期接受脊骨神經醫學醫師的脊椎檢查及治療**，來確保脊椎與四肢關節的健康。

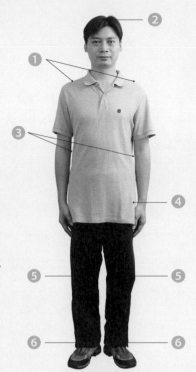

正面的體型檢查：

面對可以照得到全身的鏡子，
檢視自己的體型。

❶ 雙肩要等高。

❷ 頭部應端正、不偏倚。

❸ 雙臂和身體兩側間，所形成的縫隙等距。

❹ 雙臀呈水平。

❺ 膝蓋骨朝正前方。

❻ 腳踝筆直。

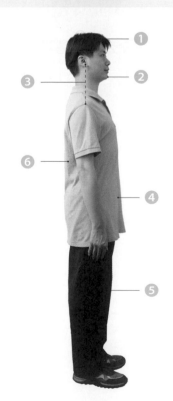

側面的體型檢查：

可請別人幫忙，或是用相機拍
下自己的側面，再做檢試。

❶ 頭部是直立的，而非向前或向後傾斜。

❷ 下巴和地面平行，而非向上或下傾斜。

❸ 肩膀和耳朵成一直線。

❹ 腹部應平坦。

❺ 雙膝應筆直。

❻ 下背部有些微向前彎曲的弧線。

正視現代人的
營養不良

現代人豐衣足食,「營養不良」一詞似乎已進入歷史,但事實不然。由於食物過度精緻化、土質流失、過度農耕、人工肥料取代自然養分,加上農業產物基因改造及農藥、荷爾蒙的濫用,而導致不少民眾有營養不良的現象。

造成營養失衡的食物及飲食方式包括:

✱ 食物高度精緻化

小麥去皮變成麵粉就是食物精緻化的例子。麥麩中含有豐富的維生素 B 群,除了有助減輕壓力,也是人體用來幫助代謝碳水化合物的重要元素。但精緻處理過程中,小麥的維生素 B 群會被去除,僅留下由碳水化合物所組成的麵粉,而高度使用白麵粉製品及其它不含維生素 B 群的製品,會造成人體對維生素 B 群的攝取不足,導致自身體其他部位爭取維生素 B 來幫助代謝麵粉。

雖然有些食物製造商會在白麵粉製品中加入維生素 B 元素,但維生素 B 群是協力合作的,一旦維生素 B 群中的一個 B 元素攝取不足,將導致整個維生素 B 群無法被身體使用。因此,如果食物中有某個維生素 B 元素不足時,人體會從身體的其他部位把它們偷過來,如此營養不平衡的情形會惡性循環。

✳ 偏食

　　對於某種食物的特別偏好，會造成腺體代謝時的壓力。以飲用一罐十二盎司的可樂為例，一罐可樂含有三十三公克的碳水化合物，相當於八又四分之一茶匙的砂糖，大量地攝食入單一種類食品將會需要較多的酵素以及代謝此一食物相關元素，且代謝後所產生的大量有毒性廢物，將會累積在體內。

　　汽水中的糖分因經精製，屬於非自然食物，大量的食用必然加重新陳代謝的負擔；相對的，大部分由自然界所提供的食物都是平衡與完整的，所以當人類食用它們時，不會對人體造成嚴重的化學調節壓力。因此，最好儘量保持食物材料的原始性，而不要經過加工程序製造。

　　近年速食食品已經成為許多人的飲食習慣，喝一杯快速多效合一的飲料，的確比準備一份營養均衡的早餐來得方便，而這種不均衡的飲食習慣甚至會延續至中餐和晚餐。速食雖然提供了我們一天

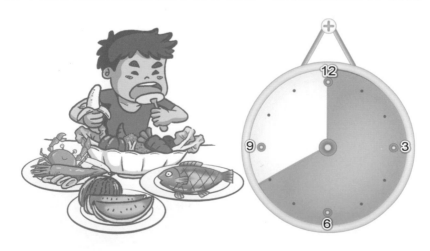

所需的熱量，但卻無法提供完整的維生素和礦物質來幫助重建人體的組織細胞。

✽ 環境和食物的污染

有些食物製造商不斷地使用食品添加物，但卻鮮少評估這些添加物對人體機能和營養需求方面的影響，縱使食品及藥物管理局已不斷地在消除市面上的某些色素、防腐劑和化學調味料的使用，但民眾早已吃下許多含有影響健康的添加物食品。

環境中的污染物及食物裡的添加物會造成身體額外的壓力，並導致人體對有助解毒與代謝作用的營養元素更高的額外需求，如此一來，僅提供每日基本營養需求的飲食便顯得不足。筆者建議生活在高污染環境裡的民眾，除了重視三餐的均衡攝取，還要額外補充綜合維它命及礦物質，以確保營養的充足。

當我們在某種營養上有所缺失時，身體便無法製造賀爾蒙、酵素、胺基酸及蛋白質等元素，不僅造成細胞組織脆弱，影響生理機能的運作，身體也將無法應對各種外來的壓力並產生疾病，所以民眾對平時的飲食習慣要謹慎。

健康正確的
減肥觀

　　電視廣告、雜誌、新聞等媒體經常談到減肥的話題，不少人的確需要某些程度的減重，因為肥胖不僅影響美觀，同時體重過重會引起高血壓、高血脂、糖尿病，以及關節炎等疾病發生。但是眾多媒體對減肥的關注，卻也讓許多不需要減肥的人跟著時代變遷的潮流進行減重，尤其是錯誤方法會危及健康。

　　二十一歲的林小姐，身高一百六十五公分，但體重卻只有四十五公斤。二年前體重只有五十一公斤的她，因為嚮往流行的「骨感美」，認為擁有四十八公斤的體重最美，開始以少吃、多運動來瘦身。

　　在這減重的過程中，因飲食不當，導致她時常感覺疲倦、四肢無力、睡眠不佳、便秘、容易緊張、感冒；再

▲ 肥胖對於身體的危害，有如溫水煮青蛙，在不知不覺的過中，也相對帶來許多的慢性疾病。

加上大量的運動，造成體脂肪低於正常值而引起半年來經期不順和荷爾蒙失調等問題。像這樣因不當減重而失去健康的病例隨處可見，令人不得不擔憂錯誤的減肥觀念及方法，正逐漸傷害國人的健康。

✳ 健康就是美

愛美是人的天性，只是追求的目標應該在正常合理、健康的範圍。時尚界一直都是僱用貌美、身材姣好的模特兒來表現自己的作品，誤導大部份的人認為模特兒所代表的就是美，甚至近年來更選用較瘦、看似營養不良的模特兒來表現其創作。事實上這些「骨感」美女只是藝術的表達者，而非美的唯一標準，但不少愛美人士卻受這些所影響，混淆了審美觀，導引他們追求一個不健康的目標。

美與醜會隨著社會價值改變而轉變，但健康就是美卻是一個不爭的事實。當身體健康的時候，全身新陳代謝因保持在最有效率的狀態，身體不容易儲存脂肪而發胖；且因為身體的各種機能運用良好，不僅讓人更活潑和有精神，健康令人感到擁有對自己的自主能力，而散發出一種自信自在的美。

不少需減肥的人因追求健康而得到理想的體重，並且能長久的保持良好的身材；相對地，不當的減肥觀念及方法，反而會為身心健康帶來不少負面的影響。林小姐誤把「骨感美」當作適合自己的美，讓自己失去了原本美好的身材與健康，實在可惜。

✳ 體重數字的迷思

另外，以體重的數字大小來決定自己的胖瘦也是不正確的。事

實上大家在乎的是外在的體型是否均勻，型狀是屬於一種視覺上的判別，並非重量的測量，但長期的使用體重機來記錄身材，造成了多數人將體重與身材畫上等號，容易讓人誤解這些數字原本所代表的意思。

有些人有較多的體重但身材比例卻是標準的，這是因為身上不同的細胞組織有不同的密度，如脂肪密度較低也較輕，而肌肉的密度高，體重也會比較重；時常運動的人，肌肉的比例較高，因此體重也可能較重，但身材卻相當健美，因為適量的肌肉能讓身體更有型，肌膚看起來也較有彈性。

建議，追求美態應先從考量健康著手，因為健康不僅是一個沒有病症的狀態，乃是身體與生理保持在最佳的運作效率，和心理常處於和諧與積極的狀態，這包含了肌肉、韌帶、骨關節等肢體結構的協調，神經系統與內臟的正確運作，以及思想和觀念的成熟與不偏激，這種身心平衡才是美的最佳詮釋。

抗生素
不是萬靈丹

近年來抗生素已成為用來治療細菌感染的基本療法,雖然抗生素拯救了許多的生命,但由於藥物被過度依賴及廣泛使用的結果,導致嚴重後遺症的產生。

根據紐約哥倫比亞大學哈洛博士的說法,在一九四一年時,一位病患只需四天份的四萬單位的盤尼西林來治癒肺炎,現在一位病人一天竟需用到二千四百萬單位的盤尼西林,但卻死於肺炎引起的併發症。他並指出,造成呼吸系統、皮膚、膀胱、內臟和血液感染的細菌,現在幾乎都對抗生素產生抗藥性。

長期使用藥物抵抗細菌,會造成細菌本身漸漸地產生抗藥性,而細菌又以不同的形式傳遞抗藥性基因,使抗藥性得以迅速散佈至尚未與任一抗生素接觸過的細菌體內。由於這些因素,使得我們憂心現今醫療界使用與接受抗生素的態度;縱使抗生素有許多的益處,過量使用卻會對人體健康造成多種負面影響,舉例如下說明:

★ 服用抗生素amoxicillin的慢性耳疾病童,較易發生耳朵再度感染的情形,約是一般兒童的二至六倍之多。

★ 根據統計,八成患有慢性疲累症候群的病人,都有長期過量使用抗生素的病史。

★ 過量使用抗生素,可能會破壞腸胃的健全性,或是造成風濕性關

節炎。

★ 女性患有十個以上的病徵者，絕大多數恐有長時期抗生素使用的病史。

★ 過量使用抗生素可能會影響陰道和膀胱的健康，且易導致膀胱和陰道感染。

★ 過量使用抗生素會抑制免疫機能，降低對抗疾病的能力。

❋ 解決抗生素危機

目前醫界和政府單位，除了致力研發新藥物和改善大眾衛生外，也積極教育醫師和病患正確使用抗生素，以減少抗生素濫用的後遺症。美國藥物機構報告指出，若要解決抗生素的危機，必須要更小心地使用抗生素，且提倡促進「健康行為」。

因為大多數醫師認為，細菌感染與免疫系統功能下降有關，一旦飲食、營養、生活方式、環境、社會和心理上等發生不利的改變時，免疫系統將會受損，讓細菌有足夠的生存空間，威脅人體的健康，所以，在治療細菌感染的療法中，至少應包含改善這些因素。

此外，如果生病了，尚有一些自然療法能改善病情。如罹患膀胱或尿道感染的婦女，

可服用不加糖的蔓越莓果汁，能幫助消除膀胱內的細菌；優酪乳和比菲德氏菌對於女性慢性膀胱感染疾病也有類似的療效。絕大多數有耳朵感染問題的孩童，若從飲食中移除導致過敏的食物後，病情就能明顯的改善。上呼吸道感染者，一星期一次的蒸氣浴能降低一半的感染的機率。

　　而某些較為複雜的健康問題，則需要專業醫師的協助治療。脊骨神經醫學乃自然醫學的主流，並重視病因的探索與應用自然療法來強化原有的治癒能力。該科醫師會對患者的骨關節、肌腱、韌帶、神經、內臟以及情緒壓力等做仔細的診療，並能改善多種慢性疾病、體質與免疫力。在面臨抗藥性病菌侵犯的危機時，唯有改善自體的免疫力才能有效預防感染。

健康
的真義

證嚴法師說：「世界上最珍貴的是生命；世間最痛苦的是病痛。」健康不僅保障生命，也讓我們遠離病痛。有些人對健康的概念與認知，卻仍顯模糊與不足，以致無法對健康保持積極追求的態度，不但影響個人潛能的發展，更引發疾病的不斷產生。

❋ 真正的健康

健康是人類最完美的狀態，但並非只是沒有疾病或症狀而已。健康，是身與心都保持在最平衡的狀態，讓人類與生俱有的本能，如免疫力、創造力等，得以完全發揮功能。健康，影響著每人每天的質與量，唯有健康的人，才能享有真正的快樂。

人在健康的狀態下，不僅感到舒適，更能完全地掌握自我，可以活出自信，隨心所欲。健康的人：宜靜宜動，待人處事拿捏得當，謹慎準確；樂觀、行動力強且具魄力；全身充滿活力，心情歡躍；對他人、社會充滿著熱心。

反觀不健康的人，在心理上，較無自信，依賴性高，抗壓能力低，悲觀、畏縮和固執，排斥嘗試新的事物，常覺力不從心。因為不健康，所以體能有限，基於想保存僅有的體力，行為表現是被動的、不愛運動，甚至懶怠及自我。

在生理上，會有疾病的拖累，即身上常出現所謂的「毛病」，如頭痛、頭暈、腰痠背痛、肩頸僵硬、四肢無力、胸悶、疲倦、容易緊張、睡眠品質不佳等情況。這些毛病影響著我們每天的生活，由於不會直接危急生命，人們總是把「常見」的現象誤認為是「正常」，殊不知這些毛病即是不健康的指標。身心的不適，讓人有自我彌補病苦的傾向，慾望不斷產生，終會造成身心的損害，引發身心疾病。

❋ 如何保有健康的身心

先進的醫療技術和藥物，是用來保護人類的生命，是用於救急，即迅速解除不適的症狀，減輕患者的痛苦，但沒有了症狀，並不等於是健康，要達到健康的境界，是需要努力的。

健康，包含注重均衡的飲食習慣，補充身體所需的營養；適當地運動，改善並強化肌腱、骨骼功能及血液循環；充足的休息和睡眠，以恢復體力；規律的生活作息、正當的休閒活動，以平衡緊張的生活。此外，還可以利用針灸、食療、按摩、營養補充劑等療法，或是風行歐美國國家的同類療法、芳香療法和脊骨神經醫學等來輔助。

現今國人體能的衰退、看病的次數增加、多種常見或罕見的疾病有增無減等情況，便是忽視健康的結果。唯有對健康能正確的認知，並身體力行健康生活的人，才能感受自在喜悅的滋味；一旦人人重視健康，我們生存的環境就會因重視而改善，在如此的良性循環下，病痛自然遠離，健康自然常在。

PART

4

學理篇

讓你更健康的三大方法：

★ 肌肉動力學——檢測症狀時，最具特色的生理測試方法；

★ 能量療法——改善肉臟機能的重要方法；

★ 潛意識清理療法——把內在傷痛帶引到表面，然後加以清除。

肌肉動力學

生病卻又在醫院的診療後，仍找不出病因的情形時有所聞，這類的問題通常屬功能性問題，即生病的程度雖已干擾生理功能，但還未達到人體細胞實質性的破壞，因此沒有足夠的生化物質可供科學儀器來分析。

「對症下藥」首重準確的診斷。除了仰賴醫師的臨床經驗外，也須藉由多樣的檢測方法及工具來達到準確的診斷。然而，儘管科技已進步很多，對於與功能性障礙相關的疾病，卻常因無可用的科學偵測儀器，使得醫師無從下手。幸而此問題可藉由脊骨神經醫學中的肌肉動力學來加以彌補。肌肉動力學（Applied Kinesiology）這項技術可對人體功能性的變化進行偵測，並提供發病前的生理變化資訊，提升診斷的準確性。

肌肉動力學是著名的美國脊骨神經區學醫師 George Goodheart 於一九六四年所創，它原本是為了平衡肌肉的不協調所帶來的不舒服，以及幫助穩定脊椎、骨盆和其他骨關節的矯正。後來，肌肉動力學也應用在檢測身體各器官、神經系統、淋巴組織、營養需求、經絡穴位系統、生物能變化，以及潛意識的訊息等。

肌肉動力學是藉由肌肉測驗來了解身體的運作，在進行肌力測試，目的在於了解神經系統的反應與運作，而非衡量肌肉所能產生的力量大小。肌肉的活動乃是由意志與自律神經所控制，而意志是主要支配肌肉者，除非有特殊情況，如健康受到威脅時，自律神

經才會取代意志，成為控制及影響肌肉的機制。進行肌肉動力測驗時，醫師會請受測者將手臂伸直，與肩同高，之後醫師會施力在患者的手臂上，將它往下壓，此時會要求受測者用力抵抗醫師的施力，以維持手臂的高度。除非受測者有受傷或是異常，大部分的受測者都能其手臂保持於原位，並感到能「紮實穩固」地抵抗醫師的能力。此過程中，受測者的意志將完全地掌控其手臂的肌肉運作。

如果在測試時，有人拉了受測者的頭髮一把或碰觸身上的傷口，其手臂將無法紮實地抵抗醫師的施力而感到軟而無力。這是因為受測者的身感到威脅，進而啟動保護機制，使自律神經的控制，部分地取代原本意志對手臂的控制。同理，以肌肉動力學來檢測身體的功能時，醫師可在檢測肌力時，同時碰觸受測者特定的生理反射區來了解身體、生理，與心理各部位的運作是否異常，如此提供醫師更多的診斷資料。其實，應用肌力測試來了解生理訊息的原理雖獨特但並非新奇，例如已應用多時的生理回饋儀器，如測謊機偵查血壓，心跳等變化，便是利用人體對某種外來刺激所產生的生理反應，來了解身體的運作。而肌肉動力學則是測驗外來刺激，或體表的生理反射區的刺激對肌肉所產生的反應。

神經控制著全身的運作，而情緒、器官、淋巴、營養、經絡穴位、電磁場，以及其他的神經也會影響神經的運作。因此，以偵測神經系統的反應與運作為主要目的的肌肉動力學，可被廣泛的應用在了解各種生理、心理與身體相關的問題，及幫助醫師處理較棘手的功能性疾病或疑難雜症。

能量療法

能量療法是罕見療法，僅有少數西醫學習，在美國為數約二十家醫學院裡，由於學術派系之別，能量療法列為選修或必修的課程。

✻ 與身體對話

兩個男人扛著一個十九歲的女孩前來，其中一位是她先生，另一位則是先生的朋友。女孩四肢健全，年輕漂亮，剛生過寶寶，孩子很健康，年輕媽媽看來也狀況良好，就是無法走路。

在生完小孩後，忽然間完全無法行走，醫院對這樣的個案深感納悶。醫師唯一想到的可能性是，神經受損？產後憂鬱症？但請心理醫師評估，一切正常。那到底是怎麼一回事？

我當時剛從學校畢業三個月，選擇了慕名已久的醫院行醫。院長經驗豐富，很多疑難雜症到他手中，很快就能迎刃而解，在他身邊學習，總可以發現許多神奇。院長給了我一次的機會，要我為這位女孩診療。

脊骨神經醫學的療法有二百多種，每個醫師各有所長。面對這個個案，年輕的我雖稍稍遲疑，但很快就能放手一試。

女孩子與先生都是衝浪高手，她也有著活躍的運動細胞，怎麼在生完孩子後，一臥不起？

當我為她進行能量療法，在測驗的過程中，就像是與她的身體

對話一樣。身體表面的生理反應點經肌肉動力學測試時，能感受到如電子系統因負荷過大而「斷電」般，她的某部分生理機能因生產時壓力過大而導致失衡與暫時「停擺」。身體本身就擁有自癒能力，這樣的生命能量經能量療法啟動，漸漸的，她身體給我的訊息是：「斷電」系統已回復連結，可以準備站起來了。

我告訴她：「妳的身體已經可以了，妳試著站起來。」

她給自己希望，身邊的人也為她加油打氣，果真，她站起來了！接著，要她嘗試走走看，她竟然在床邊繞了兩圈。

除了她高興不已外，最欣喜的，莫過她的先生了！讓病患解脫病苦，那是我的職責，我深深覺得世上最美的笑容，莫過於病人的笑容。

能量醫學源遠流長，從坐擁數千年歷史的中醫針灸和氣功，至近年來逐漸普遍的芳香療法、同類療法、電磁波和超音波儀都屬於能量醫學的範圍。能量醫學的應用相當廣，多數應用自然醫學或輔助醫學的西醫以及國際間多所癌症或特殊疾病治療中心也時常利用能量醫學的治療方式來幫助病患。

由脊骨神經醫學發展出來的能量療法乃是綜合中醫經絡學、肌肉動力學以及脊醫的神經網絡學理，將人體比喻為電腦網路系統，而醫師則扮演電腦工程師，試圖將有斷線或障礙的神經網路重新連線，使神經訊息能在身體中暢行無阻，讓自癒能力發揮其最高效能來修護身體。

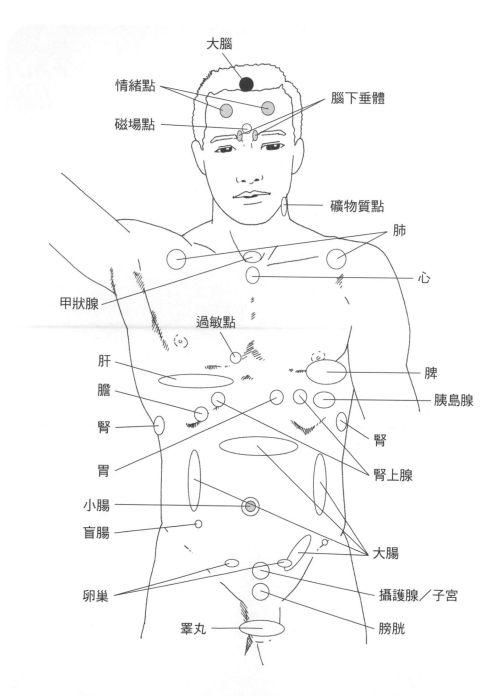

大腦

情緒點

磁場點

腦下垂體

礦物質點

肺

心

甲狀腺

過敏點

脾

胰島腺

肝

膽

腎

胃

腎

小腸

腎上腺

盲腸

大腸

卵巢

攝護腺／子宮

睪丸

膀胱

▲ 人體佈滿了能量開關，醫師能藉由這些開關所偵測出的訊息來
進一步了解身體的健康狀態。

潛意識清理療法

　　情緒與壓力對身心健康的影響在今日愈來愈明顯，除了一般常見於生活或工作上因人、事、物因素造成的心情不適外，在診所中醫治的疾病裡，大多數也都與情緒有關，例如高血壓、心血管疾病、腎疾、胃腸潰瘍、失眠、腦神經衰弱、慢性疲倦症候群、癌症、頭痛、過敏、免疫力下降、腰背、肩、頸痠痛以及憂鬱症等心理問題。面對這類的問題，醫療單位普遍以治標的方法來減輕症狀，並使用精神科藥劑來控制情緒，或應用較無副作用的心理諮商來幫助病患。此外，脊骨神經醫學的潛意識清理療法（neuro-emotional technigue）也提供民眾在情緒壓力治療上另一種有效且自然的醫療選擇。

✿ 尋找病毒軟體

　　潛意識清理療法乃是廿年前由一位脊骨神經醫學醫師 Dr. Scott Walker 所創。在美國目前已約有三千位脊骨神經醫學醫師和心理醫師以此方法，改善情緒相關疾病。精於潛意識清理療法的脊醫藉由肌肉測試，身體反射點和語義反應（對於記憶或語詞產生的生理反應），以協助和引導喚回造成異常生理變化的負面情緒，並對相關的脊椎關節予以治療。這就如同當一位電腦工程師將一個病毒軟體從系統中尋找出，並顯示於電腦螢幕上來進行清除程序，使電腦回復正常運作。

從前，人們認為與情感相關的事物是以心理為根據，現在的科學研究卻顯示情感是以生理為根據的。根據 Longman 心理學和精神病學字典裡所述：「有如對某樣刺激造成神經、內臟和骨骼、肌肉組織的交錯複雜反應和產生某種感覺一般，『情緒』這個感覺的形成通常與某專一對象或事件有關，並且往往涉及全身性的生理變化，如心跳頻率增加和胃腸蠕動受到影響等。」

最近在神經科學的研究進展也顯示，情感是由神經傳導物質（neurotransmitters）和其接收器（neuro-receptors）的胺基酸鏈之間的相互作用所造成。精神科的藥物就是藉由模擬這類神經傳導物質的功能來影響病患的情緒與感覺，同時這也表示，情感與生理因素的關係是相當密切的。

情感是正常的生理過程，有些是愉快的，而有些卻是相當令人不悅的，我們用身體不同部位，以不同方式來感覺不同的情感。中醫早已觀察到情感與經脈有相當的關係，例如恐懼影響腎臟、憤怒影響肝臟、哀傷影響肺臟等。雖然情緒主要影響腦部、脊椎、自律神經系統及經絡，情感的生化物質會散佈至身體中的每個細胞，並影響身體各部位及其功能。

❋「被鎖住」的負面情緒

通常在人們遭受情感創傷或面臨重大事件時，自然地會產生情緒反應，而事後又回復至正常狀態；然而，有時候因為神經運作不當，如骨關節錯位而引起神經訊息干擾，或因過於執著於某件事情，我們的身體會持續其與情緒相對應的生理反應，並且在我們的

交感神經系統中記憶著或「鎖定」此反應，並形成神經—情緒複合體（neuro-emtional-complex，或簡稱 N.E.C.）。

　　這些「被鎖住」的負面情緒，無論是自覺或不自覺的，終將會造成神經運作的干擾，並影響肌肉和經絡的平衡狀態。與 N.E.C. 相似的人、事物或情景都可能再度刺激 N.E.C. 而造成之前受創時的情感與生理反應浮現上來，不僅造成各種身心症的不適，還讓過去的情緒影響到現在的心情。這也解釋為何有些人會有與當時生活無關的莫名情緒或感覺。N.E.C. 這個反射模式與著名的生理學家——Ivan Pavlov 所提出的條件反射（conditioned response）相雷同。

　　在一項對生理與心理學具相當意義的實驗中，Ivan Pavlov 在每次餵食受實驗的狗前，都會先搖鈴來讓狗知道即將會有食物可以吃。經過一段時間的訓練後，即使不再餵食，實驗的狗只要聽到鈴聲就會流口水，但卻不對木板聲或其他聲音產生分泌唾液的反應。

　　這項實驗的原理也適用於人類，例如小明下午放學正在吃三明治時，突然聽到愛狗被車撞死的消息，可能因為情緒激動而引起胃痙攣，頓時感到腹部疼痛，從此之後小明只要吃三明治就會有腹痛的現象。

　　在某一特定情境當中的人、事物或景都可能被深深地記憶於潛意識中，在往後的日子，當這些情景或有類似此情景又被回憶起時，會造成之前不愉快的情緒與受創時的生理反應再度發生。不少人有 N.E.C. 而未意識到它，主要是因為對 N.E.C. 不了解，或是因為 N.E.C. 造成的症狀與其他疾病的症狀類似，而容易被混淆或忽視，便誤以為自己得了疑難雜症。

　　潛意識清理療法是發現和移除 N.E.C. 的方法，並且能將異常的情感反應返回至它們的正常生理。此療法不僅能減輕蘊藏於潛意識中的情緒包袱，使其不再造成衝擊，它還能幫助穩定骨關節的矯正，減少神經訊息的干擾，使神經系統運作愈趨良好。

　　當然，潛意識清理療法只能改善情緒對人體身心的影響，但並沒有改變所面臨的事實真相，也就是說該面對的問題仍要勇敢面對。一個神經系統強健的人，通常能夠有效應付日常生活的問題。

✹ 另一種爆發方式

　　有位中年患者的腫瘤長在脖子上，拳頭般大小，觸摸有溫熱感，此外，他的腳部流膿。經過潛意識檢測發現，脖子腫瘤與腳上流膿這一上一下的症狀，來自於同一個情緒因素。在學時教授曾經講過，情緒壓抑後的爆發方式，有的人叫罵，有的人吶喊，有的人盛怒，而這位患者的爆發方式是「腫瘤」加上「腳部流膿」。

　　雖是初次見面，在一邊診療一邊談話中，可以感受到這個人的幽默風趣，過程中十分輕鬆順利。但是就在情緒清理之後，原本有說有笑的氣氛，剎那轉變，他哭起來了！

　　在潛意識清理治療的經驗裡，有些患者的累積情緒會在剎那之間釋放出來，這個時候，我知道他需要一個獨處的時間，讓那些不需存留的記憶，隨著淚水沖刷而去。於是，我離開了一下。

　　二十分鐘以後，他仍然哭得好傷心。我再一次把時間留給他自己。再回頭看他時，他已慢慢拭乾眼淚，情緒舒緩下來。

他對我微微一笑，並跟我說：「我的天呀！真的是好奇怪，但現在，我覺得舒服多了。」

我問他感受到了什麼事，以致哭得那麼傷心？他說：「我想到三十年前岳父過世，那時我很傷心，可是，我並沒有哭出來！你知道岳父對我的意義有多大嗎？因為，我是一個孤兒，從小沒有爸媽陪伴。結婚後，太太與我感情融洽，岳父待我如同親生兒子般照顧、疼愛。他過世時，所有人都很傷心，太太也哭肝腸寸斷，但是我忍住了，因為我是唯一的男人，有那麼多事等著處理，我不能哭！」

男兒有淚不輕彈的堅強，把他的傷痛埋在心底。沒有想到三十年的往事，在治療時勾起回憶，這樣的一場大哭，流洩了當年忍住的眼淚。哭過後，我再摸摸他的腫瘤，溫度下降了，也不那麼痛了。這樣的變化只在一場哭泣之間。我感覺到他整個人非常興奮，診治二個患者之後，看到他還在與候診者分享這個奇特的經驗。隔周回診時，他告訴我，腫瘤在回家後就慢慢消掉，腳也開始癒合。

另一個是我覺得相當有趣的例子，這是我的學弟曾處理過的個案：有一個義大利富商，年輕多金，新婚燕爾。不過，有個棘手問題是，不知道什麼原因，每次和太太燕好之時，性功能就出問題。他遠從義大利來美國診治，檢測結果，每當他看到家裡臥房的天花板時（天花板的圖樣可能引發了過去的不愉快回憶），性功能就開始變差，如果是飯店的房間就沒有問題。這是他從來就沒有想像過的病因，他一直以為，是兩個人的相處不夠浪漫。在經過潛意識清理療法的治療之後，這位義大利富商隨即回復正常。

悅讀健康系列　HD3041Y

活化自癒力的脊骨神經醫學【暢銷修訂版】

作　　者／李啟銓
選 書 人／林小鈴
主　　編／陳玉春

行銷經理／王維君
業務經理／羅越華
總 編 輯／林小鈴
發 行 人／何飛鵬
出　　版／原水文化
　　　　　台北市民生東路二段141號8樓
　　　　　電話：02-2500-7008　傳真：02-2502-7676
　　　　　網址：http://citeh2o.pixnet.net/blog　E-mail：H2O@cite.com.tw
發　　行／英屬蓋曼群島商家庭傳媒股份有限公司城邦分公司
　　　　　台北市中山區民生東路二段141號2樓
　　　　　書虫客服服務專線：02-25007718；02-25007719
　　　　　24小時傳真專線：02-25001990；02-25001991
　　　　　服務時間：週一至週五上午09:30-12:00；下午13:30-17:00
讀者服務信箱E-mail：service@readingclub.com.tw
劃撥帳號／19863813　戶名：書虫股份有限公司
香港發行／香港灣仔駱克道193號東超商業中心1樓
　　　　　電話：852-2508-6231　傳真：852-2578-9337
　　　　　電郵：hkcite@biznetvigator.com
馬新發行／城邦（馬新）出版集團
　　　　　41, Jalan Radin Anum, Bandar Baru Sri Petaling,
　　　　　57000 Kuala Lumpur, Malaysia.
　　　　　電話：603-905-78822　傳真：603- 905-76622
　　　　　電郵：cite@cite.com.my

城邦讀書花園
www.cite.com.tw

美術設計／笨柿創意
攝　　影／子宇影像工作室・徐榕志
攝影助理／楊志偉
插　　畫／盧宏烈（老外）
製版印刷／科億資訊科技有限公司
初版一刷／2004年6月1日
修訂一版／2006年9月25日
增訂一版／2013年11月28日
修訂二版／2020年2月11日
定價／400元
ISBN：978-986-5853-26-6（平裝）
EAN：4717702100179

特別感謝羅越華、Jamie示範動作

國家圖書館出版品預行編目資料

活化自癒力的脊骨神經醫學 / 李啟銓著. -- 四版.
-- 臺北市：原水文化出版：家庭傳媒城邦分公司
發行, 2020.02　面；　公分. --（悅讀健康系列；
HD3041Y）
ISBN 978-986-5853-26-6（平裝）
1.脊椎病 2.神經系統疾病 3.健康法

416.616　　　　　　　　　　　　　　　102022198

讀者回函

親愛的讀者你好：

　　為了讓我們更了解你們對本書的想法，請務必幫忙填寫以下的意見表，好讓我們能針對各位的意見及問題，做出有效的回應。

　　填好意見表之後，你可以剪下或是影印下來，寄到台北市民生東路二段141號8樓，或是傳真到02-2502-7676。若有任何建議，也可上原水部落格 http://citeh2o.pixnet.net留言。

本社對您的基本資料將予以保密，敬請放心填寫。

姓名：＿＿＿＿＿＿＿＿＿　性別：　□女　　□男

電話：＿＿＿＿＿＿＿＿＿　傳真：＿＿＿＿＿＿＿＿＿

E-mail：＿＿＿＿＿＿＿＿＿＿＿＿＿＿＿＿＿＿＿＿

聯絡地址：＿＿＿＿＿＿＿＿＿＿＿＿＿＿＿＿＿＿＿

服務單位：＿＿＿＿＿＿＿＿＿＿＿＿＿＿＿＿＿

年齡： □18歲以下　□18~25歲
　　　　 □26~30歲　□31~35歲
　　　　 □36~40歲　□41~45歲
　　　　 □46~50歲　□51歲以上

學歷： □國小　　□國中
　　　　 □高中職　□大專/大學
　　　　 □碩士　　□博士

職業： □學生　　□軍公教
　　　　 □製造業　□營造業
　　　　 □服務業　□金融貿易
　　　　 □資訊業　□自由業
　　　　 □其他

個人年收入： □24萬以下
　　　　 □25~30萬　□31~36萬
　　　　 □37~42萬　□43~48萬
　　　　 □49~54萬　□55~60萬
　　　　 □61~84萬　□85~100萬
　　　　 □100萬以上

購書地點： □便利商店　□書店
　　　　 □其他＿＿＿＿＿＿＿＿

購書資訊來源： □逛書店／便利商店
　　　　 □報章雜誌／書籍介紹
　　　　 □親友介紹
　　　　 □透過網際網路
　　　　 □其他＿＿＿＿＿＿＿＿

其他希望得知的資訊：（可複選）
　　　　 □男性健康　　□女性健康
　　　　 □兒童健康　　□成人慢性病
　　　　 □家庭醫藥　　□傳統醫學
　　　　 □有益身心的運動
　　　　 □有益身心的食物
　　　　 □美體、美髮、美膚
　　　　 □情緒壓力紓解
　　　　 □其他＿＿＿＿＿＿＿＿

你對本書的整體意見：

請沿虛線剪下後對摺裝訂寄回，謝謝！

HD3041Y

活化自癒力

的脊骨神經醫學

讓神經暢通，改善身體、生理、
情緒健康，提升代謝，恢復體態！

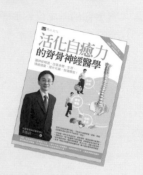

104 台北市民生東路二段141號8樓

原水文化事業部 收

讀者回函

廣告回信
北區郵政管理局登記證
北台字第10158號
免貼郵票

您的寶貴意見，是我們進步的最大動力。謝謝！